Kuinka immunisoit koirasi ilman rokotuksia?

2. painos

Aleksandra Mikic, DHHP, DVHH, DPH

Suomentanut Anna Multanen

1

Kirjailijasta

Aleksandra Mikic on täydentävien hoitomuotojen ammattilainen, opettaja ja kirjailija. Hänellä on diplomit homeopatiasta, heilkunstista, dynaamisesta filosofiasta sekä lukuisia muita sertifikaatteja muista hoitomuodoista.

Hän on perustanut Health 4 Animals -opetusohjelman, jossa opetetaan kokonaisvaltaisesti rakkaiden lemmikkiemme holistista hoitoa sekä parantamistaitoa.

Lisätietoja:

www.health4animals.com

www.shininghealth.net

Suomentajasta

Anna Multanen on toiminut jo yli kymmenen vuotta eläinten hyvinvoinnin parissa. Koulutukseltaan hän on valtiotieteen maisteri, eläinten luontaishoitaja ja diplomihomeopaatti. Hän toimii myös eläinkommunikoijana ja pitää erilaisia kursseja, koulutuksia sekä luentoja eläinten hyvinvointiin liittyvistä aiheista.

Lisätietoja:

https://annamultanen.wixsite.com/elain

Vastuuvapauslauseke

Tämä kirja on tarkoitettu ainoastaan opetustarkoituksiin. Lukija on vastuussa kirjassa esiteltyjen menetelmien käyttöönotosta tai käyttämättä jättämisestä.

Omistettu Chestnutille, omalle pikku sisupussilleni ja totuuden torvelle.

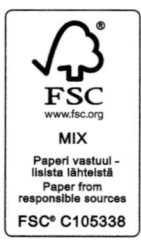

Kustantaja: BoD – Books on Demand, Helsinki, Suomi

Valmistaja: BoD – Books on Demand, Norderstedt, Saksa

ISBN: 978-952-80-0466-0

Kirjailijan kiitokset

Kiitokset Venetia Smithille editoinnista.

Kiitokset tri Isaac Goldenille, joka on tarjonnut turvallista immunisaatiota lapsille ja sitä kautta inspiroinut minua tarjoamaan samanlaista ratkaisua ihmisen parhaalle ystävälle.

Suomentajan kiitokset

Kiitos ensimmäiselle kissallemme Jetrolle, jonka surullinen kohtalo johdatti minut kyseenalaistamaan rokotusten järkevyyttä. Kiitän myös homeopaattikollegoitani, jotka tekevät arvokasta työtä potilaidensa terveyden edistämiseksi vaikeissa ja usein jopa avoimen vihamielisissä olosuhteissa.

"Ken voisi kieltää, että tällaisen tuhoisan vitsauksen aiheuttaman tartunnan täydellinen ehkäiseminen ja sellaisten menetelmien löytäminen, joiden avulla tämä ylimaallinen tavoite voidaan varmasti saavuttaa, tarjoaisi lukemattomia hyötyjä kaikkiin muihin hoitomuotoihin verrattuna, vaikka ne olisivat kuinka verrattomia tahansa?"

- Samuel Hahnemann, *Cure and Prevention of Scarlet Fever* (1801)

Sisältö

2. painoksen esipuhe

Tämän kirjan kirjoittaja on saanut kunnian kertoa julkisesti henkilökohtaisia tarinoita sellaisista koirista, joita rokotukset ovat vahingoittaneet. Kun koirien huomionarvoiset omistajat alun perin kirjoittivat minulle näitä tarinoitaan, keräsin useiden viikkojen ajan rohkeutta lukeakseni ne.

Tiesin, että mikään ei rikastuta kirjaa niin kuin henkilökohtaiset tunnepitoiset kertomukset, mutta tiesin myös täsmälleen, mitä ne sisälsivät; kertomuksia kärsimyksestä, vääjäämättömästä terveydentilan huononemisesta ja joissakin tapauksissa kuolemasta. Niitä ei ole helppo lukea eikä niissä ole iloista loppua, ja kyynelet virtasivat vapaasti lukiessani jokaista tarinaa.

En ole tavannut yhtäkään näistä koirista enkä ole toiminut niiden hoitajana. Ne eivät saaneet hoitoa, josta kerron myöhemmin tässä kirjassa, emmekä siis valitettavasti saa koskaan tietää, kuinka paljon niitä olisi pystytty auttamaan. Tiedämme kuitenkin, että niiden kärsimys ei ole ollut turhaa, jos edes yksi koira säästyy samanlaiselta kohtalolta.

Johdanto

Ennaltaehkäisy on mahtava asia. Se tarjoaa meille jotain abstraktia ja kuitenkin korvaamatonta, nimittäin mielenrauhaa. Mitä olemme valmiit tekemään sen saavuttamiseksi? On käynyt ilmi, että olemme valmiit tekemään melko paljon sen eteen, mikä tekee meistä helposti hyväksikäytettäviä. Meille on myyty paikkansapitämättömiä uskomuksia rokotusten tehokkuudesta ja muiden vaihtoehtojen puutteesta. Sillä välin, kun perinteisen lääketieteen kartelli käveli sekä vastustajiensa että uhriensa yli taloudellisen voiton ja vallan toivossa eikä antanut todellisen tieteen haitata millään tavalla, totuus löysi kuitenkin tiensä perille. Se löytää edelleen tiensä niiden luo, joilla on silmät, joilla nähdä, ja korvat, joilla kuulla.

Meille kaikille koittaa vielä päivä, jolloin otamme takaisin kontrollin ja vastuun, joista olemme niin piittaamattomasti luopuneet. Entisenä laumamentaliteetin edustajana voin luvata, että niin käy. Rokotusten haitat ovat jo tulossa tunnetummiksi. Valitettavasti useimmat ihmiset luulevat, ettei heillä ole mitään muuta vaihtoehtoa ja että riski on heidän niin epätoivoisesti kaipaamansa mielenrauhan arvoinen. Mikään ei voisi olla kauempana totuudesta.

Viime kädessä rokotusten takana ei ole tieteellisyyttä; kun verhot otetaan pois, niiden takaa löydetään vain tietämättömyyttä, ahneutta, petollisuutta ja piittaamattomuutta. Kaikki ei voi olla niin huonosti, koska elämme vastakohtaisuuksien maailmassa, mikä tarkoittaa sitä, että kaikki ongelmat ja kaikki ratkaisut syntyvät samaan aikaan; ratkaisua ei vain aina tunnisteta sellaiseksi, ennen kuin ongelma lävähtää vasten kasvojamme.

Kaiken virheellisen tieteellisyyden keskellä todellisen tieteen oli myös löydettävä tiensä maailmaan. Tämä todellinen tiede perustuu totuudenmukaiseen havainnoimiseen, periaatteisiin ja luonnonlakeihin. Kun kunnioitamme näitä lakeja, voimme saada molemmat ilman kompromisseja ja uhrauksia. Tästä kirjasta löydät täsmälliset askeleet, joiden avulla saavutat immunisaation luonnonlakeja seuraamalla.

Chestnutin tarina

Aloitan tämän kirjan henkilökohtaisella tietämättömyydestä ja eräästä ällistyttävästä pennusta kertovalla tarinallani. Miksi? Jotta omasi ei tuntuisi sinusta pahalta! Jotta tajuaisit, että jos minä tein täyskäännöksen, sinäkin pystyt siihen.

Chestnut oli yksi niistä neljästä kiinanpalatsikoiran pennusta, kallisarvoisesta pikku pehmopallosta, jotka syntyivät suoraan käsiini. Minä jopa revin sikiöpussin pois sen siskon, Cherryn, päältä ja kutsuin sitä aina 'pussipennukseni'. Kuten useimmat ihmiset, kasvoin aikuiseksi sen uskomuksen keskellä, että pennut pitää rokottaa, enkä edes kyseenlaistanut tuota uskomusta.

Siitä pääsenkin sääntöön numero 1: *Kyseenalaista kaikki! Älä oleta mitään!*

Kun pennut olivat kuuden viikon ikäisiä, niiden oli aika saada rokotukset. Asuin tuolloin osavaltiossa, jossa rokotteet voi ostaa ja antaa itse. Tiesin, kuinka pistokset annettiin, joten ostin neljä annosta tavanomaista yhdistelmärokotetta. Luin pikkupräntin ja vatsaani kouristi.

Sääntö numero 2: *Luota vaistoihisi!*

Tiedätkö, mitä tarkoittaa, kun kehosi lähettää sinulle niin selkeän tuntemuksen? Silloin tiedostamaton minäsi huutaa sinulle. No, minun oma alitajuntani sai luultavasti kurkunpääntulehduksen kaikesta huutamisesta, mutta oma tietämättömyyteni toimi erittäin tehokkaina korvatulppina.

Luultavasti kuitenkin kuulin huudon osittain, koska päätin rokottaa vain yhden pennun alkajaisiksi ja odottaa hetken, kunnes olisin varma, että kaikki oli hyvin. Vasta sitten rokottaisin loputkin. En muista, minkä pennun valitsin, mutta joka tapauksessa se kiemurteli niin paljon, että annoin periksi ja tartuin Chestnutiin, joka oli niistä kaikkein rennoin. Siinä kohtaa taatusti korkeampi voima puuttui peliin, kuten kohta huomaat.

Chestnut sai rokotuksen ja minuuttien sisällä se hieroi naamaansa lattiaan ja hieroi sitä kovaa; kutina vaikutti sietämättömältä. Tunsin meneväni paniikkiin, ja kaikki alkoi liikkua kuin hidastetussa elokuvassa. Katsoin sen naamaa – se turposi nopeasti. Jos olisin rokottanut jonkin toisen pennun ensin eikä mitään epätavallista olisi tapahtunut, en varmaankaan olisi vahtinut Chestnutia yhtä tarkasti. Ja koska oli kyse minuuteista ja sekunneista, olisin luultavasti menettänyt sen. Enkeli piti siitä huolta sinä päivänä, opastaen minut tietämättömyyteni läpi pelastamaan pentuni.

Seuraavaksi muistan juosseeni hengästyneenä eläinlääkäriaseman ovesta ja ojentaneeni heille tajuttoman, elottoman pennun, jonka naama oli uskomattoman turvoksissa ja kova kuin kivi. He toimivat nopeasti… happinaamari kasvoille ja pistoksia pieneen ruumiiseen. Minä värisin kuin haavanlehti. Pystyin vain ajattelemaan: "Tapoin pentuni. Tapoin sen. Joudun näyttämään sen kuollutta ruumista sen emälle, ja kaikki on minun syytäni."

Itken kirjoittaessani tätä. Tähän muistoon on todella vaikea palata. En haluaisi muistella sitä, mutta teen sen sinun tähtesi – jos tämä tarina pelastaa edes yhden pennun kokemasta Chestnutin painajaisen, niin tämä on sen arvoista. Chestnut jäi eloon. Hädin tuskin. Sen pieni ruumis oli kuolemanväsynyt, mutta kun sen tila oli stabiili, menin kotiin hakemaan rokotetta sekä kolmea muuta pentua. Eläinlääkäri katsoi tyhjää lääkepulloa ja sanoi, että se oli täsmälleen sama rokotemerkki, jota hän käytti, ja koska olin pitänyt sitä jääkaapissa, siinä ei luultavasti ollut mitään vikaa. Chestnut oli vain allerginen jollekin rokotteen ainesosalle. Hän tarjoutui rokottamaan kolme muuta pentua, jotta niitä voitaisiin tarkkailla sillä aikaa, kun vielä olimme eläinlääkärillä. Selkeästi ajatteleva ihminen olisi sanonut: "Kiitos tarjouksesta, mutta en enää ikinä eläessäni rokota ainuttakaan elävää olentoa." Sanoinko niin? En.

Toiset pennut rokotettiin samalla istumalla, ja kun oli kulunut pari tuntia ilman reaktioita, lähdimme kotiin. Loppupäätelmä oli, että Chestnutin rajun allergisen reaktion laukaisija oli monitehoisen rokotteen sisältämä leptospiroosi. Ilmeisesti leptospiroosirokotteeseen reagoi enemmän koiria kuin mihinkään muuhun.

Pian koitti tehosterokotusten aika. Alitajuntani huusi minulle edelleen, mutta viime kerrasta alkaneen kurkunpääntulehduksen takia tunsin itseni vain omituisen turraksi. Tällä kertaa olimme eläinlääkärin vastaanotolla, ja hän antoi Chestnutille varmuuden vuoksi rokotteen, joka ei sisältänyt leptospiroosia. Minulle vakuutettiin, että kaikki menisi hyvin. Pääsimme parkkipaikalle asti. Sitten turvotus alkoi. Ihan kuin Chestnutin pää olisi ollut ilmapallo, jota joku täytti aivan silmieni edessä. Koimme tuskallisen déjà vun, kun Chestnutin ruumiiseen pumpattiin Benadryliä ja adrenaliinia, ja sen elämä roikkui jälleen kerran hiuskarvan varassa.

No, mikä oli loppupäätelmä tällä kertaa? Reaktio ei johtunutkaan leptospiroosista. Ihanko totta? Seuraavalla kerralla Chestnutille annettaisiin rokotukset yksi kerrallaan, jotta saisimme laukaisevan tekijän selville. Haluan sinun huomaavan kaksi asiaa. Ensiksikin, sitä mahdollisuutta, että Chestunut voisi olla allerginen kaikelle kyseisissä rokotteissa tai vaikka pelkästään jollekin säilöntäaineelle, ei koskaan mainittu. Eettisesti toimiva eläinlääkäri olisi välittömästi kirjoittanut poikkeusluvan, jossa olisi sanottu, ettei tätä koiraa saisi koskaan enää rokottaa. Toiseksi, hän oli valmis saamaan aikaan uuden rajun reaktion ja saattamaan koiranpennun jälleen kuolemanvaaraan vain saadakseen selville reaktion aiheuttajan. Näin eläinkokeita tekevät ihmiset ajattelevat. Mitä tämä oli, jos ei eläinkoe? Ja mikä pahinta, he eivät näe toiminnassaan mitään väärää. Toivottavasti sinä näet.

Pystytkö jo arvaamaan, mitä tapahtui, kun Chestnutille annettiin yksittäinen rokote? Pikakelataan siihen hetkeen, kun Chestnut oli vuoden ikäinen ja postissa tuli kirje, jossa sanottiin vuosittaisten rokotusten olevan ajankohtaisia.

Menin velvollisuudentuntoisena eläinlääkäriin. Kysyin: "Onko koiraani pakko rokottaa, koska muistat varmaan viimekertaisen

15

helvetin?" Eläinlääkäri vakuutti minulle, että Chestnut oli kasvanut ulos allergioistaan. Nyt kun se oli aikuinen, sen immuunijärjestelmä oli kypsynyt ja käsittelisi rokottamisen ilman ongelmia. Chestnut rokotettiin, samoin sen sisko Cherry. Kului tunti, eikä mitään tapahtunut. Kaksi tuntia, neljä… Aloin tuntea itseni toiveikkaaksi.

Kaksitoista tuntia myöhemmin olin varma, että olimme päässeet vaaravyöhykkeeltä. Minun oli lähdettävä töihin yövuoroon. Se tarkoitti koirien jättämistä yksin ainakin yhdeksäksi ja puoleksi tunniksi, jos ei ollut ruuhkaa. Ystäväni tarjoutui ottamaan Cherryn ja Chestnutin luokseen vahtiakseen niitä. Minun mielestäni noin äärimmäiset varotoimenpiteet olivat tarpeettomia, mutta ystäväni oli niin sinnikäs, että lopulta annoin periksi ja annoin hänen ottaa koirat mukaansa.

Kello oli noin kolme yöllä, kun ystäväni käveli työpaikalleni. Näin hänet huoneen toisella puolella, ja veri pakeni kasvoiltani. Lähestyessään minua hän hoki: "Ne ovat kunnossa, ne ovat kunnossa." Ja sitten: "Ne ovat sairaalassa, mutta kunnossa."

Ensin kaikki oli vaikuttanut normaalilta koirien asettuessa taloksi ja mennessä nukkumaan. Hän tarkisteli niiden vointia ja jossain vaiheessa hänestä tuntui, ettei Chestnutilla ollut kaikki kunnossa. Se oli lipunut unesta tajuttomuuteen. Hän vei kiireen vilkkaa koirat autoon, otti Cherryn mukaan, jotta sen ei tarvinnut jäädä yksin uuteen paikkaan, ja suuntasi suoraan päivystävään eläinsairaalaan. Oletko valmis järkytykseen? Kun ystäväni pääsi sairaalaan, Cherrykin oli tajuton. Joten jos ajattelet, ettei koirallesi ole koskaan sattunut mitään vastaavaa eikä koskaan satukaan, ajattele uudestaan. Cherry ei koskaan saanut reaktiota pentuna, mutta melkein kuoli aikuisena.

Rokottamiseen liittyviä riskejä ei voi hyväksyä. Koiran henki ei ole hyväksyttävä menetys.

Enkeli piti meistä edelleen huolta ja sillä oli kädet täynnä työtä, eikö niin? Tajusin sillä hetkellä, että jos en olisi antanut ystäväni viedä koiria luokseen yöksi, olisin kotiin tullessani löytänyt ne molemmat kuolleina. Ja niiden pieni emä, joka jumaloi niitä ja kohteli niitä vielä kuin vauvoja, vaikka ne olivatkin jo kasvaneet isoiksi, olisi nähnyt kaiken.

Tarina ei loppunut siihen, koska koko kyseisen viikon ravasimme eläinsairaalassa. Toin koirat kotiin, niiden kasvot alkoivat turvota, vein ne takaisin… Se oli yhtä painajaista.

Miten arvelet eläinlääkärin reagoineen? Hoitiko hän hätätapauksen nopeasti, terveellä järjellä? Näin hän sanoi: "Seuraavalla kerralla aloitamme Benadrylin antamisen viikkoa ennen rokotusta ja jatkamme viikon sen jälkeen." Ihanko totta? "Seuraavaa kertaa ei tule", sanoin oman terveen järkeni alkaessa vihdoin toimia.

Sääntö #3: *Muista aina kultainen sääntö: Se, jolla on kulta, määrää.*

Kyllä, sinä voit antaa potkut eläinlääkärillesi, jos hän ei tee mitä haluat, tai tekee, mitä et halua hänen tekevän. Kulta on sinulla!

Päättelin, että rokotukset ilmiselvästi tappaisivat koirani paljon nopeammin kuin yksikään tauti, mutta minulla ei myöskään ollut mitään tietoa siitä, mitä tekisin, jos ne joskus altistuisivat jollekin vaaralliselle taudille. Kokemukseni mukaan kuitenkaan ei ole olemassa lähes mitään rokotuksia vaarallisempaa, koska mikään ei tapa niin nopeasti, antamatta mahdollisuutta reagoida – ei parvo, ei penikkatauti tai edes rabies.

En silloin tiennyt, mitä tekisin, mutta minulla oli rohkeutta (lopultakin) jättää tuo hulluus. Sinulle ei käy samoin. Luettuasi tämän kirjan tiedät tasan tarkkaan mitä tehdä ja miten, jotta sinun ei koskaan tarvitse elää pelossa eikä koskaan tarvitse uhrata koirasi elämää tai terveyttä rauhoitellaksesi omaa pelkoasi.

Saatat ihmetellä, mitä Chestnutille sen jälkeen tapahtui. Tämän kirjan kirjoittamisen aikaan se on viisitoistavuotias, eikä sitä ole rokotettu viimeiseen neljääntoista vuoteen.

Immuniteetin dynaaminen luonne

On olemassa vain dynaamista immuniteettia. Dynaaminen on muuttumattoman vastakohta, se merkitsee kiertokulkua, liikettä, muutosta. On olemassa sanonta, jonka mukaan ainoastaan muutos on pysyvää.

On luonnollista, että organismi kohtaa jatkuvasti haasteita, joskus näkyviä, joskus näkymättömiä. Haaste saattaa tulla 'suoraan päin naamaa' tai olla niin hienovarainen, ettemme edes tiedä, että sen on kohdattu ja käsitelty.

Onko olemassa muuttumatonta immuniteettia? Ehkä, mutta se kestää ajallisesti vain joitakin hetkiä. Kaikki mikä on muuttumatonta ja jähmettynyttä, menettää yhteyden elämän virtaan, siihen nimenomaiseen voimaan, joka ylläpitää sitä. Kaikki yritykset pysäyttää muutos ovat turhia. Terve organismi on terve, koska se on todistanut voimansa... Oletko koskaan kuullut suuresta soturista, joka ei olisi koskaan taistellut ketään vastaan?

Siksi todellinen terveys edustaa dynaamista rauhallisen valmiuden tilaa, organismia, jolla on runsaasti tietoa vihollisistaan ja joka on hyvin koulutettu sekä varusteltu. Ravinto tarjoaa varusteita, kun taas homeopaattiset lääkeaineet tarjoavat tietoa ja koulutusta. Tästä tiedosta kasvaa pisimmälle kehittynein puolustus, uhan tunnistaminen jo kaukaa, ennen kuin se on istuttanut itsensä organismiin.

Rokotteet tuottavat organismissa pelkoa vastakohtana rauhalliselle valmiudelle; ne edustavat yllätyshyökkäystä ja myrkyllistä sokkia

19

(kammottavat yksityiskohdat seuraavat kohta). Ainoa tila, johon organismi voi tällaisen sokin jälkeen päätyä, on pysyvä levottomuus, sairaus ja tappio. Sitä voitaisiin verrata suuren soturin myrkyttämiseen ja haavoittamiseen, jonka jälkeen hänet haastettaisiin taisteluun. Jos hän on tarpeeksi vahva, hän saattaisi jäädä eloon, mutta hän ei koskaan palaa entiselleen.

"En ole koskaan nähnyt syöpää rokottamattomassa henkilössä."
Tri W. B. Clarke, noin vuonna 1909

Miksi isot lääkeyhtiöt eivät ole koirasi puolella

On olemassa lukemattomia yksittäisiä eläinlääkäreitä, jotka ovat omistautuneita, eläinrakkaita ihmisiä ja tekevät vain parhaansa. Ongelma on siinä, että he kuuluvat järjestelmään, joka on omistautunut jollekin aivan muulle – voiton tekemiseen hinnalla millä hyvänsä. Kuinka monta kertaa olemme kuulleet, että lääkeyhtiöt tiesivät vaarallisista sivuvaikutuksista jo silloin kun ensimmäisen kerran testasivat tiettyä lääkettä, mutta työnsivät asian maton alle? Vasta useiden kuolemantapausten ja pilalle menneiden elämien jälkeen ja vasta sitten, kun yhtiöiden on pakko antaa periksi julkisen painostuksen takia, ne vetävät kyseisen lääkkeen markkinoilta. Eikö olisikin luultavaa, että jo saadessaan ensimmäisiä viitteitä vaarallisesta sivuvaikutuksesta oletettavasti eettisesti toimiva yhtiö tiedottaisi asiasta julkisesti, koska se ei haluaisi kenellekään käyvän huonosti? Niin ei tapahdu. Nämä yhtiöt ovat häikäilemättömiä, ja he ovat uskollisia osakkeenomistajilleen, eivät potilaille. Kun he saavat selville heidän lääkkeeseensä liittyvät riskit, heidän ensireaktionsa on yleensä miettiä, kuinka paljon rahaa he ovat vaarassa menettää, koska valtavia summia on jo käytetty lääkkeen kehittelyyn ja markkinointiin.

Epäiletkö asiaa? Ajatteletko, ettei kukaan voi olla niin julma? Siinä tapauksessa sinun pitää lukea raportti, jonka Robert F. Kennedy Jr. julkaisi 16. kesäkuuta 2005. Yleisten asiakirjojen julkisuuslain ansiosta hän onnistui saamaan käsiinsä jäljennöksiä salaisesta tapaamisesta, joka järjestettiin kesäkuussa 2000 Simpsonwood Conference Centerissä. Kokouksen kutsui koolle Yhdysvaltojen tartuntatautien valvonta- ja ehkäisykeskus (CDC). Viisikymmentäkaksi yksityiskutsua lähetettiin, tapahtumasta ei koskaan ilmoitettu julkisesti. Keistä tämä salainen lautakunta koostui? Se koostui CDC:n sekä FDA:n viranomaisista, Maailman terveysjärjestö WHO:n rokoteasiantuntijasta Genevestä ja kaikkien maailman johtavien rokotevalmistajien edustajista.

Tämän kokouksen osallistujia muistutettiin toistuvasti siitä, etteivät he saaneet ottaa valokopioita mistään asiakirjoista eivätkä saaneet tehdä muistiinpanoja eivätkä lähteä yhtäkään paperia hallussaan pitäen. Heille esiteltiin erään tutkimuksen tulokset – kyseessä oli valtava tietokanta, joka sisälsi 100 000 lapsen potilastiedot – jotka todistivat aukottomasti, että tiomersaali (rokotteiden sisältämä elohopea) oli autismiepidemian sekä muiden neurologisten häiriöiden syynä. Itse asiassa asiaan liittyy muutakin kuin pelkkä elohopea, mutta kerron siitä lisää myöhemmin.

Muistatko, että suuria määriä rokotteita olisi vedetty markkinoilta? Muistatko nähneesi ja kuulleesi varoituksia tiedotusvälineissä? Muistatko, kuinka vahingoittuneille lapsille ja heidän perheilleen maksettiin valtavia korvaussummia? Etkö? Muistissasi ei ole mitään vikaa, asia vain sattui olemaan niin, ettei yhtäkään noista asioista tapahtunut. Kokouksen osallistujat eivät olleet huolissaan pöyristyttävistä vahingoista, joita he olivat aiheuttaneet viattomille lapsille; sen sijaan heitä huolestuttivat lääketeollisuuden mahdolliset tappiot, ja seuraavien kahden päivän ajan he keskustelivat tavoista salata vahingoittavat tiedot.

He onnistuivat siinä erinomaisesti.

CDC jopa maksoi Institute of Medicinelle (Yhdysvaltain kansallisakatemialle), jotta se tekisi uuden tutkimuksen, ja käski tutkijoiden kumota yhteyden elohopean ja autismin välillä. Tämä vain osoittaa sen, kuinka luotettavia heidän kliiniset 'kaksoissokkotutkimuksensa' oikeasti ovat. Ehkä niitä sanotaan kaksoissokkotutkimuksiksi, koska ne onnistuvat sokaisemaan sekä tutkijat että yleisön.

Muille tutkijoille kerrottiin, että alkuperäisen tutkimuksen tiedot olivat menneet hukkaan, eikä niitä pystytty uusimaan. Voitko kuvitella, että kukaan uskoi tuota selitystä? Miten on mahdollista hukata 100 000 lapsen potilastiedot? Sehän on aika iso kasa paperia. Senaattori Bill Frist sai lääketehtailta 873 000 dollaria avustuksia ja teki sen seurauksena kaiken voitavansa suojellakseen lääketehtaita vahingoilta (eli oikeudelta). Hän yritti useaan otteeseen tehdä rokotteisiin liittyvistä asiakirjoista (Simpsonwoodin asiakirjat mukaan lukien) salaisia ja hän otti käyttöön sopimusehdon, joka kieltäisi rokotteiden aiheuttamista aivovammoista kärsiviä lapsia saamasta korvauksia. Entä lapset sitten? No, he eivät antaneet avustuksia, joten heillä ei ollut merkitystä.

Joko veresi kiehuu? Toivon niin.

Tätä yhtäkkistä autismin määrän kasvua yritettiin myös selittää sillä, että diagnostiikka oli parantunut. Tri Boyd Haley kysyi oikeutetusti tämän kysymyksen: "Missä sitten ovat kaikki 20-vuotiaat autistit?"

Purduen yliopiston eläinlääketieteellinen tiedekunta suoritti useita tutkimuksia saadakseen selville, aiheuttavatko rokotteet immuunijärjestelmän muutoksia koirilla ja johtavatko ne vakaviin autoimmuunisairauksiin. Tätä selvästi jo epäiltiin, koska muussa tapauksessa tällaisen tutkimuksen aloittamiselle ei olisi ollut tarvetta. He löysivät paljon todisteita siitä, että asia oli näin, mutta mitä heidän keräämilleen tiedoille tehtiin? Muistatko, että he olisivat vaatineet kaikkien rokotusohjelmien lopettamista? Ei. He sanoivat, että tarvitaan lisää tutkimusta, ja tutkimuksessa käytetyt koirat sijoitettiin hiljaa koteihin ilman seurantakäyntejä. Epäilen, että pitkäaikaiset vahingot olivat vielä musertavampia, joten he eivät edes halunneet tietää enempää.

The American Veterinary Medical Association on tehnyt useita tutkimuksia määrittääkseen, miksi joka vuosi tuhansille kissoille kehittyy parantumaton syöpä rokotuksen pistoskohtiin. Hmm, voisiko se johtua siitä, että ne on rokotettu? Ja minkä luulet heidän neuvonsa olleen? "Jatkakaa rokottamista, kunnes saamme selville, miksi rokotteet tappavat kissoja ja mitkä kissat kuolevat kaikkein todennäköisimmin." Haluaisitko uhrata lemmikkisi heidän löydöksiään varten?

Italiassa muuten tehtiin myös tutkimus, joka todisti, että koirillekin kehittyy syöpä rokotusten pistoskohtaan. Esiintyvyysluvut eivät vain ole yhtä pöyristyttäviä kuin kissoilla. Kissojen tapauksia on noin 160 000 vuosittain, mutta on muistettava, että tämä luku kuvastaa vain raportoituja tapauksia ja ainoastaan Yhdysvalloissa. Kannattaa muistaa, että todelliset luvut ovat aina paljon, paljon korkeammat, mikä johtuu eläinlääkäreiden haluttomuudesta myöntää oma roolinsa syövän aiheuttajina. Siksi tapauksia raportoidaan vähemmän. Tähän voidaan lisätä niiden ihmisten määrä, jotka uskovat eläinlääkäriään tämän kertoessa heille, että heidän kissalleen pistoskohtaan kehittynyt syöpä on vain sattumaa. Näille ihmisille minulla olisi silta myytävänä Brooklynissa. Soitelkaa minulle, jos kiinnostuitte.

Isot lääkeyhtiöt pitävät kuolemaa ja terveyden menetystä yksikertaisesti tahattomina haittoina. Minusta omat koirani eivät ole kertakäyttötavaraa, ja koska sinä lue tätä kirjaa, varmaan ajattelet samoin.

Allopaattinen lääketiede on uhrausten lääketiede. Saadaksesi sen mitä haluat, sinun on luovuttava jostakin muusta. Haluatko tiettyjen sairauksien ehkäisyä koirallesi? Sille annetaan rokotus, jolla sitä yritetään suojella, mutta luovut samalla sen terveydestä; luovut sen munuaisista, maksasta, aivoista ja ehkä jopa sen hengestä. Hinta on liian suuri! Nyt kun otimme puheeksi hinnan, paljonko eläinlääkärisi laskuttaa sinulta hoitaakseen syövän, jonka hän aiheutti rokottamalla koirasi? Saatko alennusta, koska syöpä oli hänen syynsä? Olet onnekas, jos saat edes piirun verran katumusta. Joissakin tapauksissa eläin on kaatunut kuolleena maahan juuri rokotuksen saatuaan, mutta eläinlääkäri on vain väittänyt sen olleen sattumaa. Siinä on kyse todellisesta tietämättömyydestä.

Todelliselle lääkärille uhraukset eivät ole vaihtoehto. Todellinen tieteellinen lääkitsemisjärjestelmä ei sisällä uhrauksia, ja esittelen sinulle sellaisen hetken kuluttua. Voit immunisoida koirasi näkemättä koskaan eläinlääkäriä. Se vasta onkin voimaannuttavaa!

Vuosien saatossa rokotteiden määrä sekä niiden antamistiheys on ollut nousussa ilman minkäänlaista tieteellistä tukea tai tieteellisiä perusteluita. Samaan aikaan rokotusten vakavia ja traagisia seurauksia on vähätelty. Isot lääkeyhtiöt omistavat ja johtavat eläinlääketieteellisiä yliopistoja ja päättävät opetussuunnitelmista. Valitettavasti näyttää siltä, että siellä välitetään informaatiota vain niille, jotka sitä tarvitsevat. Jos epäilet tätä, seuraa vain rahavirtaa ja kysy itseltäsi tämä yksinkertainen kysymys: kuka siitä hyötyy?

Kuka hyötyy lisääntyneistä sairauksista? Kuka hyötyy siitä, että lääkkeitä myydään enemmän? Siitä, että rokotteita myydään enemmän? Kuka hyötyy siitä, että on olemassa kroonisia sairauksia, jotka tarvitsevat hoitoa koirasi koko loppuelämän ajan?

Tämä asettaa eläinlääkärit aikamoiseen pulaan. Heidän mielensä on muovattu tekemään niin kuin heitä on opetettu tekemään, korostaen aina oletettua 'suurempaa hyötyä', mutta matkan varrella heidän ihmisyytensä on myös turrutettu. Ajattelehan asiaa – kuinka voit harjoitella elävillä eläimillä niitä tuhoten ja silti antaa itsesi tuntea tunteita? Tuon prosessin aikana useimmat heistä kovettuvat ja muuttuvat tunteettomiksi; jos heistä ei tulisi sellaisia, he eivät pystyisi tekemään työtään. Perusolettamus on jälleen kerran, että uhraukset ovat hyväksyttäviä, että yksittäisellä elämällä ei ole merkitystä, että on oikein rampauttaa ja tappaa yksi koira, jos sitä käyttämällä opitaan pelastamaan muita.

Se on sairasta ja raakalaismaista huolimatta siitä, kuinka asiaa kaunistellaan. Tiedät, kun jokin on oman eettisen olemuksesi vastaista, jos vain muistat kiinnittää huomiota kehosi lähettämiin signaaleihin. Muistatko, kuinka vatsanseutuani kivisti rokottaessani Chestnutia? Kehosi kertoo sinulle totuuden, sinun pitää vain kuunnella sitä. Kun kuulet perusteluja 'suuremmasta hyödystä', jokin osa sinusta tietää totuuden, jostakin sinun osastasi tuntuu epämukavalta. Kuuntele sitä ja etsi totuutta. Ei ole koskaan oikein uhrata yksilöä 'suuremman hyödyn' takia. Missä tahansa todellisessa ja laillisessa ratkaisussa ongelmaan kaikki osapuolet voittavat. Muista se aina. Jos olet keksinyt ratkaisun ja on olemassa häviävä osapuoli, ratkaisusi on väärä, ja pystyt parempaan.

Monet eläinlääkärit kohtaavat tosiasioita, jotka ovat suoraan vastakkaisia sille, mitä heille on opetettu. Monet vastustavat vuosittaisia rokotuksia kovaan ääneen, vaikkakin useimmat edelleen uskovat, että lemmikkien pitäisi saada joitakin rokotuksia (vanhasta ehdollistamisesta on niin vaikea luopua kokonaan). On melkoinen ongelma huomata, että sinulle ei ole kerrottu totuutta, ja nähdä, että totuus eroaa siitä, mitä sinut on valmennettu uskomaan. Valitettavasti monet eläinlääkärit (oletettavasti enemmistö) kieltäytyvät katsomasta totuutta silmiin, kahdesta eri syystä. Jotkut on ehdollistettu niin hyvin, että he aidosti uskovat rokotusten olevan hyödyksi, toiset taas ovat yksinkertaisesti mielissään tuloista.

Tri Bob Rogers, teksasilainen eläinlääkäri, sanoi radiohaastattelussa: "Vuonna 1997 kävin seminaarissa, jossa tri Ron Schultz, luultavasti tunnetuin eläinlääketieteen immunologi, sanoi, että sellaisten rokotusten kuin rabieksen, penikkataudin ja parvon antamisella vuosittain ei ollut mitään vaikutusta. Palasin praktiikalleni ja muutin rokotussuosituksiani, koska en voinut hyvällä omallatunnolla laskuttaa asiakkaita jostakin, millä ei ole vaikutusta, etenkin kun tiesin siihen liittyvän riskejä. Olin erittäin yllättynyt, kun vuosien saatossa huomasin, että kukaan muu ei muuttanut suosituksiaan... Mutta lääkeyhtiöt ovat jakaneet paljon väärää informaatiota; ne tulevat kaupunkiin, ostavat kaikille eläinlääkäreille illallisen kalliimmassa ravintolassa ja pitävät rokoteseminaarin, jossa he tulkitsevat tutkimuksia väärin, jättävät kaikkein uusimmat tutkimukset pois laskuista ja esittävät loppupäätelmän, että meidän pitäisi jatkaa kaikkien lemmikkien rokottamista kaikkia tunnettuja tauteja vastaan, vuodesta toiseen… Menin tapaamaan Teksasin osavaltion eläinlääkintävirastoa, jonka ensisijainen tarkoitus on suojella kansalaisia ja toiseksi tärkein tarkoitus on parantaa eläinlääkinnän tasoa. Pyysin heitä ainoastaan rohkaisemaan eläinlääkäreitä hankkimaan lisäkoulutusta rokotuksista ja kieltämään koulutukset, joissa puhuja on lääketehtaan palkkalistoilla, koska kyseessä on suuri intressiristiriita. Minusta pyyntöni oli erittäin järkevä, mutta he kieltäytyivät siitä."

Järjestelmässä, jossa tienaaminen on tärkeintä, lahjomattomat yksilöt eivät voi muuttaa järjestelmää niin kauan kun he kuuluvat kyseiseen järjestelmään, ellemme me muut (jotka emme kuulu kyseiseen järjestelmään) auta heitä. Kuinka eläinlääkäri voi olla vain sinun puolellasi, jos hänen lupansa ammatin harjoittamiseen tulee järjestelmältä? Hän tekee todennäköisesti asioita, joihin hän ei edes usko, vain pitääkseen ammatinharjoittamislupansa. Kaikissa ammateissa on aina olemassa kirkkaita johtotähtiä eli lahjomattomia yksilöitä, mutta tulet huomaamaan, että jos ja kun he ilmaisevat todellisen mielipiteensä, heidän vertaisensa ja kollegansa kääntyvät heitä vastaan.

Mitä sitten voit tehdä? Ensinnäkin sinun pitää ymmärtää, että kaikki on juuri niin kuin pitääkin tällä tietoisuuden tasolla ja että me pelaamme tätä elämän peliä tarkoituksella ja että peliin kuuluu kunnioitettavien vastustajien voittaminen. Perinteinen eläinlääkintäjärjestelmä on todellakin kunnioitettava vastustaja, ja silläkin on oma paikkansa lääkinnän laajassa kentässä – ja se paikka on ensiapu. Muista kuitenkin yksi asia: rokotuksilla ei ole paikkaa missään. Immunisaatiolla on.

Luonnonlait

Tässä universumissa kaikki toimii lakien mukaan – luonnonlakien, joilla toisin kuin ihmisten säätämillä laeilla, ei ole poikkeuksia. Otetaan esimerkiksi painovoiman laki. Lakkaako se toimimasta, jos et tiedä siitä tai jos et usko siihen? Sairauksien ja parantamisen prosessit toimivat myös lakien mukaan, tarkemmin sanottuna kolmen eri lain mukaan:

- samankaltaisuuden laki

- vastakohtaisuuksien laki

- totuuden laki.

Miksi tämä on tärkeää? Koska kun ymmärrät ja kunnioitat luonnonlakeja, ymmärrät, mistä eri hoitomuodoissa on kyse ja ovatko ne 'lainmukaisia'. Ymmärrät myös, miten immunisaatio toimii ja miksi rokotukset eivät toimi (ainakaan ilman, että niistä joutuisi maksamaan korkean hinnan). Jos et siis kunnioita luonnonlakia, joudut maksamaan hinnan, siitä ei pääse yli eikä ympäri. Mitä jos et tietäisi painonvoiman laista ja astuisit talon katolta? Maksaisit siitä hinnan, eikö vain?

Perinteinen eläinlääketiede ei opeta luonnonlakeja; se ei itse asiassa edes tiedä näiden lakien olemassaolosta, ja siksi se jatkuvasti rikkoo näitä lakeja vastaan koiriemme maksaessa siitä korkean hinnan. Jos kysyt useimmilta eläinlääkäreiltä, mitä lakia he seuraavat ehdottaessaan tiettyä hoitoa, saat luultavimmin vastaukseksi tyhjän katseen. Tai saatat saada vastaukseksi tärkeilevän julistuksen siitä, kuinka "Meidän lääketieteemme perustuu todisteisiin." Siis mihin todisteisiin? Useimmissa tapauksissa todistusaineistona on pitkittynyttä kärsimystä, kunnes kuolema meidät erottaa.

Samankaltaisuuden laki on parantamisen laki. Sen mukaan kaksi samankaltaista sairautta eivät voi elää rinnakkain samassa organismissa, vaan vahvempi sairaus tuhoaa aina heikomman. Jopa muinaisten aikojen lääkärit havainnoivat tämän lain toimintaa luonnossa, mutta heidän ongelmansa oli, ettei heillä ollut periaatteisiin nojaavaa tapaa soveltaa sitä. Annan esimerkin:

Potilas sairastuu vesirokkoon. Muutaman päivän päästä hän sairastuu isorokkoon. Mitä seuraavaksi tapahtuu? Vesirokko häviää ja isorokko ottaa vallan. Jos tämä epäonninen henkilö jää eloon, hyvä uutinen on, että hän ei enää koskaan sairastu vesirokkoon. Miksi?

Koska vesirokko ja isorokko ovat samankaltaisia sairauksia, mutta isorokko on voimakkaampi samankaltaisista sairauksista, joten sen takia vesirokko tuhoutuu eikä palaa enää koskaan.

Huomaatko tämän lain soveltamisessa mitään ongelmaa sellaisena kuin se esiintyy luonnossa? Jos lapsesi sairastuu vesirokkoon, olisiko hyväksyttävä parannuskeino tartuttaa häneen isorokko? Tämänkaltaiset ongelmat saivat varhaiset lääkärit irrottamaan otteensa samankaltaisuuden laista kuin kuumasta perunasta. Kunnes kaksisataa vuotta sitten löydettiin tapa hallita annosta (voit lukea tästä seuraavassa luvussa). Mutta tutkitaanpa nyt muita lakeja.

Vastakohtaisuuksien laki koskee erilaisia sairauksia. Sen mukaan vastakohtaisuuksien laki ei pysty parantamaan, vaan ainoastaan lievittämään oireita tai tukahduttamaan niitä. Katsotaanpa, miten tämä laki toimii luonnossa.

Tällä kertaa epäonninen potilas sairastaa tuhkarokkoa, kun hän saa isorokkotartunnan. Alku näyttää samalta kuin edellisessä tapauksessa. Tuhkarokko vetäytyy pois ja isorokko ottaa vallan. Mutta se mitä tapahtuu, kun isorokko on tullut tiensä päähän, osoittaa tapausten välisen eron. Tuhkarokko tulee takaisin ja jatkaa kulkuaan, kuin mitään ei olisi tapahtunut. Ainoa hyvä uutinen, jonka potilaamme saa tällä kertaa, on, ettei hän kuollut isorokkoon. Mistä tämä ero johtuu? Tuhkarokko ja isorokko ovat erilaisia sairauksia. Isorokko on selvästi voimakkaampi tauti, joten se tukahdutti tuhkarokon joksikin aikaa, mutta se ei pystynyt tuhoamaan sitä.

Tämä on tärkeää: isorokko ei kyennyt tuhoamaan tuhkarokkoa, koska se toimi vastakohtien lain mukaisesti; kaksi erilaista sairautta voivat olla olemassa samassa organismissa; jos toinen on toista voimakkaampi, se saattaa tukahduttaa tai pakottaa heikomman sairauden tauolle, mutta se ei koskaan pysty tuhoamaan sitä. Jos kaksi erilaista mutta yhtä voimakasta sairautta tapaavat samassa organismissa, kumpikin asettuu kyseisen organismin eri puolelle, ja sairaudet jatkavat olemassaoloaan yhdessä. Vastakohtaisuuksien laki löytää kunnollisen paikkansa esimerkiksi ravitsemustieteessä, jossa tarjoamme sitä, mikä puuttuu ja otamme pois sitä, mitä on liikaa; pohjimmiltaan siis vastustamme senhetkistä tilaa.

Ajattelepa nyt kaikkia niitä sanoja, jotka alkavat etuliitteellä 'anti', kuten antibiootteja, tulehdusta estäviä lääkkeitä ja sienilääkkeitä, ja kysy itseltäsi, kumpi laki on toiminnassa? Selvästi kyseessä on vastakohtaisuuksien laki. Pystyykö se parantamaan? Ei. Tukahduttaako se? Kyllä. Palaavatko ongelmat takaisin samassa tai pahemmassa muodossa, kun hoito lopetetaan? Kyllä, vaikka ne eivät näkyisikään ihan heti. Jos iho-ongelma väistyi ja tilalle kehittyi keuhko-ongelma, perinteinen eläinlääkäri olettaa, että keuhko-ongelma on täysin uusi sairaus, eikä ymmärrä, että sama sairaus, joka aiheutti iho-ongelman, siirtyikin syvemmälle ja aiheuttaa nyt keuhko-ongelman.

Miksi se siirtyi syvemmälle? Koska se tukahdutettiin kortisonilla eikä sitä parannettu parantamisen lain mukaisesti. Joten nyt kun kyseessä on keuhko-ongelma, määrätään antibiootteja tukahduttamaan se. Eläinlääkäri tietenkin ajattelee parantaneensa taudin, koska oireet hävisivät. Mutta mitä tapahtui oikealle sairaudelle? Onko kukaan tutkinut, mikä oikea sairaus on? Ja mitä koiralle tapahtuu seuraavaksi?

Kun sairaus on vielä sen kehossa ja sen elämänvoimaa on heikennetty kaikella tukahduttamisella, koira vaikuttaa itse asiassa aluksi paremmalta. Se ei oikeasti voi paremmin, mutta ongelmalliset oireet ovat tällä hetkellä poissa, joten sairaudesta ei ole olemassa todisteita, joita eläinlääkäri voisi nähdä. Sinä luultavasti näkisit, koska olisit huomannut, ettei koirasi yksinkertaisesti ole yhtä pirteä kuin ennen. Mutta tiedät myös, että sellaisesta asiasta eläinlääkärille sanominen ei luultavasti johtaisi mihinkään. Ja missä sairaus nyt on? Sen oli siirryttävä syvemmälle, useimmiten tie keuhkoista vie munuaisiin. Tällä kertaa koirallasi diagnosoidaan munuaissairaus ja kaikki (ainakin perinteisen eläinlääketieteen maailmassa) tietävät, että munuaissairaus on parantumaton. Kun sitten kauan tapahtuneen jälkeen tiedät totuuden, on todella tuskallista tajuta, että koirasi kuoli, koska laitoit kortisonia sen ihottumaan. Niin on tapahtunut aivan liian monta kertaa.

Kun hoito kunnioittaa luonnonlakeja, munuaissairaus on parannettavissa, jos koirassa on tarpeeksi voimaa jäljellä prosessin saattamiseksi loppuun. Tiedätkö, miten se tapahtuisi? Ensin näkisit munuaisoireiden häviävän, kun taas keuhko-oireet tulisivat takaisin. Sitten näkisit niiden häviävän, kun taas ihottuma palaisi takaisin. Lopulta iho-ongelmatkin häviäisivät. Jos tämän prosessin aikana joudut paniikkiin ja alat taas tukahduttaa oireita, taistelu luultavimmin hävitään.

Onko siis leikkaamisella/viiltämisellä/tukahduttamisella paikkaansa todellisessa lääkitsemisjärjestelmässä? On sillä, ensiaputilanteessa. Tri Hahnemann itse sanoi, että vastakohtien lakia voidaan soveltaa, kun on saatava lisää aikaa. Tässä kohtaa moderni länsimainen lääketiede todellakin loistaa voittamattomana. Jos leikkaus on todella välttämätön, kuten vaikka koiran jäätyä auton alle, vuotaessa verta tai luiden törröttäessä ihon läpi, silloin eläinsairaala on oikea paikka. Ongelma on siinä, että perinteiset eläinlääkärit ylittävät toimivaltansa soveltaessaan samaa lähestymistapaa kaikkeen muuhunkin, etenkin kroonisiin sairauksiin ja ennaltaehkäisyyn – aiheisiin, joista he tietävät tuskin mitään, tai eivät ainakaan todellista versiota. Useimpien koirilla esiintyvien kroonisten sairauksien aiheuttaja tänä päivänä on perinteinen eläinlääkintä.

Ihmetteletkö, miksi olen puhunut sairauksista ja lääkitsemisestä samalla hengenvedolla? Hyvä kun kysyit! Jokaisella lääkeaineella on kyky aiheuttaa sairaustila; itse asiassa siksi sillä on myös kyky parantaa (mutta vain parantamisen lain mukaisesti). Millaisia arvelet sivuvaikutusten olevan? Niihin kuuluu kyseisen lääkeaineen aiheuttama sairaustila. On olemassa luonnollisia sairauksia sekä ihmisen aiheuttamia sairauksia. Kaikki ihmisen aiheuttamat sairaudet eivät kuitenkaan ole pahoja. Vain allopaattisen lääketieteen edustajien aiheuttamat sairaudet, jotka johtuvat karkeiden aineiden käyttämisestä laittomilla tavoilla, ovat pahoja. Jokainen homeopaattinen lääkeaine kykenee myös aikaansaamaan keinotekoisen sairauden, mutta sen dynaamisen luonteen ansiosta organismille ei aiheudu siitä minkäänlaista vaaraa.

Missä kohtaa totuuden laki sitten tulee mukaan peliin? No tietysti sinun kohdallasi! Sinun halukkuutesi lukea tämä kirja osoittaa, että hyväksyt totuuden lain. Ihmiset voivat rakentaa kokonaisia järjestelmiä väärän uskomuksen varaan, ja näin on käynyt rokotusten tapauksessa. Mikään muu kuin totuus ei voi parantaa väärää uskomusta.

Lyhyt historia

Yli kaksisataa vuotta sitten saksalainen lääkäri Samuel Hahnemann löysi uudelleen samankaltaisuuden lain. Hän myös löysi tavan soveltaa sitä turvallisesti meidän kaikkien hyväksi.

Oli vuosi 1790. Tri Hahnemann oli kääntämässä Cullenin *Materia Medicaa* ja suuttui väittämästä, jonka mukaan kiinapuun kuoren teho malariatapauksissa johtuu sen vatsan toimintaa vahvistavasta vaikutuksesta. Tuonkaltaiset teoreettiset selitykset eivät perustuneet mihinkään periaatteeseen. Hahnemann alkoi ottaa kiinapuun kuorta kahdesti päivässä saadakseen itse selville sen vaikutukset. Hänelle kehittyi vuorokuumetta, joka on tyypillistä malariassa. Tri Altschul kirjoitti: "Yksikään potilas ei varmasti ole koskaan iloinnut niin paljon nopeasta toipumisestaan kuin Hahnemann iloitsi omasta yhtäkkisestä sairaudestaan kokeensa jälkeen."

Hahnemann kirjoitti: "Kinnapuun kuori, jota käytetään lääkkeenä vuorokuumeeseen, toimii siksi, että se tuottaa vuorokuumeen kaltaisia oireita terveille ihmisille." Siten homeopatia sai alkunsa.

Hahnemann ei alun perin yrittänyt luoda erilaista lääkitsemisjärjestelmää. Hän oli yksinkertaisesti pettynyt vallalla olevaan järjestelmään, joka perustui siihen, että käytettiin suuria annoksia karkeita lääkeaineita, joiden tehoa ei ollut todistettu. Lisäksi tuo järjestelmä ei pohjautunut mihinkään järkeviin periaatteisiin (kuulostaako tutulta?). Sen seurauksena hän hylkäsi lääketieteen kokonaan ja keskittyi ainoastaan ravintoon ja elintapoihin. Hahnemann ymmärsi, että perinteinen hoito johti pitkällä aikavälillä vain suurempaan kärsimykseen, siispä hän mieluummin kirjoitti ja käänsi (hän puhui sujuvasti useita kieliä) ja opetti sairauksien ennaltaehkäisyä.

Kun samankaltaisuuden laki alkoi kehkeytyä hänen mielessään, hän löysi todellisen tieteellisen tavan saada selville aineiden lääkinnällisiä ominaisuuksia ja niin tehdessään hän jätti abstraktit teoriat taakseen. Koska annosten koko oli aina huolettanut häntä, tri Hahnemann alkoi selvittää, kuinka pieni annos voisi olla, niin että lääkeaine edelleen olisi tehokas, ja siten hän aloitti laimennusprosessin. Totta kai hän laimentaessaan myös ravisteli. Vaikka hän yritti ainoastaan luoda yhdenmukaista laimennosta, oli tapahtumassa laadullinen muutos, joka ei jäänyt huomaamatta hänen tarkkaavaiselta mieleltään. Jossakin vaiheessa karkean aineen määrä oli niin pieni, että sillä ei olisi pitänyt olla enää minkäänlaista vaikutusta, mutta kuitenkin siitä tuli todella paljon voimakkaampaa.

Hahnemann päätteli, että aineen dynaaminen olemus vapautui laimennus- ja ravisteluprosessin kautta. Tämä dynaaminen olemus oli tarpeeksi vahva tuhoamaan sairauden, ja samalla mahdollisuus tuottaa vahinkoa potilaalle poistui. Lopultakin ihmiskunnalla oli mahdollisuus ottaa parantamisen laki käyttöön turvallisella ja tehokkaalla tavalla.

Seuraavien vuosien aikana Hahnemann testasi yhä useampia aineita itsellään, perheellään ja ystävillään muodostaakseen todellisen *Materia Medican*. Toinenkin etu kävi pian ilmi: mitä enemmän testejä (lääkeainekokeita) terve ihminen suoritti, sitä terveempi hänestä tuli. Ilmeisesti dynaamiset haasteet olivat erittäin suureksi eduksi. Vertaa tätä allopaattisten lääkkeiden testaamiseen eläimillä, joiden biologia ja metabolismi ovat täysin erilaiset kuin meidän (eikä nyt edes viitsitä puhua vahingon tuottamisesta).

Siinä missä homeopatia tarkoittaa sairauden parantamista lääkeaineella, joka on valittu samankaltaisuuden lain mukaisesti, tri Hahnemannin kehittämä lääkitsemisjärjestelmä on paljon laajempi; hän kutsui sitä *Heilkunstiksi*. Sille ei ole olemassa suoraa käännöstä, sana tarkoittaa 'parantamisen taitoa ja tiedettä', potilaan saattamista kokonaiseksi. Voisimme kutsua sitä 'kokonaiseksi tekemisen taidoksi'. Heilkunst sisältää kaikki kolme kokonaisuuden osa-aluetta: terapeuttisen hoito-ohjelman epätasapainon korjaamiseksi, kunnolliset lääkeaineet sairauksien parantamiseen ja ennaltaehkäisyyn sekä terapeuttisen koulutuksen, jotta kaikki tehdään täydessä tietoisuuden valossa. Tämän kattavan järjestelmän rajaaminen pelkäksi homeopatiaksi on sellaisten mielten tekosia, jotka eivät ymmärrä, kuinka nerokas Hahnemann oikein oli.

Hahnemannin elinaikana luonnossa esiintyvät tartuntataudit olivat kaikkein yleisimpiä. Vain muutama vuosikymmen sitten sama päti meidän koiriimme. Eläinlääkäriasemilla siihen aikaan työskentelevät ihmiset muistavat, että useimmat heidän potilaistaan tulivat sinne jonkinlaisen hätätilanteen takia, ja ne joko toipuivat nopeasti tai sitten kuolivat. Tänä päivänä eläinlääkäriasemat ovat täynnä potilaita, jotka kärsivät kroonisista sairauksista – pitkittyneestä kärsimyksestä, jota ei ennen vanhaan tunnettu. Kroonisten sairauksien nousu alkoi samaan aikaan rokotusohjelmien aloittamisen kanssa, eikä kyseessä ole sattuma.

Miten rokotukset toimivat

"Olen kasvattanut 47 vuotta ja harrastanut näyttelyitä 37 vuotta. Minulle ei voisi antaa koiraa, jos tietäisin sen olevan rokotettu."

- G. Messenger, kasvattaja

Rokotukset edustavat vääristynyttä yritystä soveltaa samankaltaisuuden lakia. Miksi vääristynyttä? Muistele syytä, miksi lääkärit luopuivat samankaltaisuuden laista. Kun he käyttivät karkeaa ja vaarallista lääkeainetta samankaltaisuuden lain mukaisesti, he luultavasti aiheuttivat kuoleman. Rokotukset ovat juuri sitä: karkeita ja vaarallisia aineita. Ja ne tappavat, joskus välittömästi, ja joskus pidennetyllä tavalla, kuten aiheuttamalla koiralle syövän. Virus itsessään on oletettavasti inaktivoitu rokotetta valmistettaessa, mikä sekin on petosta, mutta vaikka se olisikin, sen olemus jää jäljelle. Rokotteissa on sitä paitsi useita muita vaarallisia aineita viruksen lisäksi.

Mikä on pääajatus rokottamisen taustalla? Entä jos tuo ajatus onkin väärä? Siinä tapauksessa koko rokotteiden taustalla oleva tieteen rakennelma on kuin juoksuhiekalle rakennettu hiekkalinna. Ja juuri niin se onkin.

Perusparadigma perustuu uskomukselle, että pistämällä vierasta virusta yksittäiseen organismiin kyseinen organismi muuttuu immuuniksi saman viruksen aiheuttamia tulevia infektioita vastaan.

Tämä uskomus perustuu siihen totuudenmukaiseen havaintoon, että kun eläin sairastuu tietyn viruksen aiheuttamaan sairauteen ja sen jälkeen toipuu siitä, se muuttuu vastustuskykyiseksi kyseiselle virukselle. Mitä eroa siinä sitten on, saatat ihmetellä. Ero on tartuntamekanismissa, ja näin se tapahtuu.

Kun eläin altistuu luonnolliselle sairaudelle, mikro-organismi tulee sisään elimistöön suun ja nenän kautta. Immuunijärjestelmän ensireaktio on erittää IgA:ta, vasta-ainetta, jota löytyy erityisesti syljestä sekä muista hengityselinten, vatsan ja suoliston eritteistä.

IgA kokoaa tunkeutuneet mikro-organismit yhteen ja estää niitä kiinnittymästä limakalvoille. Ajattele asiaa tällä tavalla – oletko koskaan pessyt kippoa koiran syötyä siitä? Olet varmasti huomannut, kuinka paksua lima on ja kuinka kovaa sinun piti hinkata saadaksesi sen irtoamaan. Juuri tuo tahmea ominaisuus vangitsee mikrobit; koiran sylki vastustaa voimakkaasti kaikenlaisia kutsumattomia vieraita! Siksi IgA on ensimmäinen puolustuslinja luonnollisia sairauksia vastaan. Ne mikrobit, jotka onnistuvat tunkeutumaan IgA:n ohi, kohtaavat sitten seuraavan puolustuslinjan: muun immuunijärjestelmän.

Immuunijärjestelmä on todella huomattava kokonaisuus ja erittäin monimutkainen järjestelmä. Siihen kuuluvat veri, luuydin, perna, kateenkorva, maksa ja imukudos. Vieraaseen tunkeutujaan ei koskaan vastaa ainoastaan yksi osa immuunijärjestelmästä; erilaiset solut, vasta-aineet ja kemikaalit muodostavat toiminnallisen kokonaisuuden. Voisimme sanoa, että immuunijärjestelmä ei niinkään ole elinten yhteenliittymä, vaan kaikkien elinten välillä tapahtuvaa älykästä viestintää. On mahdollista erottaa toisistaan immuunijärjestelmän kaksi eri haaraa; kutsumme niitä *soluvälitteiseksi immuniteetiksi* ja *humoraaliseksi immuniteetiksi*.

Soluvälitteinen immuniteetti toimii monien erilaisten solujen kautta: T-solujen, makrofagien, NK-solujen sekä muiden kautta. Jotkin näistä soluista syövät antigeeneja (vieraita tunkeutujia), jotkin tappavat niitä oksidaation avulla tai vahingoittamalla niiden suojakalvoja, kun taas toiset saavat aikaan kuumetta ja niin edelleen. Sitten on olemassa humoraalinen immuniteetti (veri ja imunesteet ovat nesteitä), joka toimii B-solujen kautta, jotka vuorostaan tuottavat vasta-aineita. Vasta-aineet ovat suuria proteiinimolekyylejä, jotka joko ympäröivät tunkeutujat tai saattavat ne alttiiksi soluvälitteiselle hyökkäykselle. Näiden kahden immuunijärjestelmän puolen välillä vallitsee hienovarainen tasapaino. Toisen puolen liiallinen toiminta tukahduttaa toista. Luonnollisen sairauden tapauksissa jotkin osapuolet kummaltakin puolelta muuttuvat muistisoluiksi, jotta seuraavalla kerralla, kun ne kohtaavat tuon nimenomaisen mikrobin, se saadaan nopeasti päiviltä. Mutta mitä tapahtuu, jos virus injektoidaan ja IgA-vaste ohitetaan? Tapahtuu muutamia asioita.

Ensinnäkin meidän on muistettava, että stressi ja vahva immuniteetti sijaitsevat kiikkulaudan vastakkaisissa päissä. Rokotteen sisältämät virukset ja toksiinit lisääntyvät helposti stressistä kärsivän koiran elimistössä, koska stressihormonit ja biokemikaalit tukahduttavat immuniteettia. Joten onko järkevää rokottaa koiria, kun ne ovat juuri saapuneet löytöeläinkoteihin ja joko pelkäävät kuollakseen tai ovat surullisia tai masentuneita? Immuunijärjestelmä käyttää paljon energiaa; ajattelepa vain millainen itse olet sairaana. Onko sinulla energiaa mihinkään muuhun kuin sohvalla makaamiseen? Jos olet masentunut, sinulla ei siinäkään tapauksessa ole energiaa muuhun kuin sohvalla makaamiseen. Voimme siis päätellä, että vain onnellisilla ja tasapainoisilla koirilla on vahva immuunijärjestelmä, koska stressihormonit aina tukahduttavat immuunijärjestelmää ja kilpailevat energiasta. Ellei koirasi ole iloinen mennessään eläinlääkärille eikä tunne kipua pistoksesta, voit olla takuuvarma siitä, että stressihormoneja vapautuu, joten immuunijärjestelmä on heti alusta asti epäedullisessa asemassa.

Kun ihonalaiskudokseen pistetään yhtäkkiä ja odottamatta tautimateriaalia sekä toksiineja, immuunijärjestelmä joutuu paniikkiin. Vihollinen on päässyt kaikkien vartijoiden ohi, ja puolustava armeija on epäjärjestyksessä. Tällainen epäluonnollinen sisääntulo sekä vihollisen epäluonnollinen koostumus (rokotuscocktailia ei löydy luonnosta) sallivat sen asettua pysyvästi asumaan koiran organismiin. Jos parantamisen lakia ei sovelleta, organismi ei koskaan pääse eroon rokotussairaudesta.

Ikuisesti sen jälkeen kun rokote on injektoitu (ja tarkoitan todellakin ikuisesti), immuunijärjestelmä jatkaa energiansa kuluttamista taistelussa sellaista vihollista vastaan, jollaiseen se ei koskaan ollut valmistautunut. Sen täytyy aina taistella sitä vastaan takaapäin eikä se koskaan täysin onnistu omin voimin nujertamaan sitä. Koska se on asetettu pysyvästi stressaavaan tilanteeseen (tittereissä näkyy korkea vasta-ainemäärä vielä vuosia rokotuksen jälkeenkin), immuunijärjestelmä vie edelleen energiaa organismin muilta osilta. On tunnettu ja havainnoitu tosiasia, että kilpaeläinten vauhti hiljenee rokotusten jälkeen. On tietysti olemassa olosuhteita, jotka ovat vakavampia kuin suoritukset. Mitä tapahtuu, jos koirasi joutuu onnettomuuteen ja tarvitsee kaiken energian, jonka sen immuunijärjestelmä saa kerättyä kokoon? Immuunijärjestelmä ei tietenkään kykene vastaamaan haasteeseen asianmukaisesti, koska se taistelee edelleen rokotushyökkäystä vastaan. Siispä ensimmäiseksi rokotus tukahduttaa immuunijärjestelmää, ja vastareaktiona ylikiihottunut immuunijärjestelmä kuluttaa ikuisesti organismin kallisarvoista energiaa.

Kun seerumi on injektoitu, IgA mutatoituu IgE:ksi, joka on anafylaktista sokkia aiheuttava tekijä (ja mahdollista jokaisen rokotuksen kanssa). Sellaisen reaktion minun Chestnutini sai. Siispä koirasi voi joutua anafylaktiseen sokkiin, vaikka se ei olisikaan allerginen millekään rokotteen ainesosalle. Reaktio johtuu ainoastaan siitä, että rokote injektoitiin. Japanissa Tokion yliopistossa tehtiin tutkimus, jonka tarkoituksena oli tutkia IgE-reaktiivisuuden ja anafylaktisen sokin suhdetta koirilla. Tutkijat keräsivät seerumia kuudeltakymmeneltä koiralta. Kymmenen niistä oli koiria, jotka olivat aikaisemmin kärsineet vakavista allergisista reaktioista rokotusten jälkeen, muilla ei vastaavia reaktioita ollut esiintynyt. IgE-reaktiivisuutta rokotteille ja myös tietyille rokotteiden osille mitattiin. Koirilla, joilla oli ollut vakavia reaktioita (jotka olivat kärsineet vakavista allergisista reaktioista), mitattiin merkittävästi korkeampia IgE-tasoja. IgE ei reagoinut pelkästään rokotteisiin, vaan myös sikiöaikaiseen vasikan seerumiin, liivatteeseen sekä kaseiiniin, joita lisätään rokotteisiin stabilointiaineeksi. Johtopäätös oli, että koirien allergiset reaktiot rokotusten jälkeen johtuivat IgE:n aiheuttamasta yliherkkyydestä rokotteen ainesosille. Ymmärrät varmasti, miksi tämä IgA:n muuntuminen IgE:ksi ei ole hyvä asia. Alumiiniadjuvantti on erityisesti vastuussa IgE-vasta-aineiden tuotannon käynnistämisestä.

Alumiinilla on suuri taipumus yhtyä fosforiin, se etsii fosforia ja muodostaa sidoksen sen kanssa, milloin vain fosforia on löydettävissä. Organismissa fosforia esiintyy eniten fosfolipideinä, joista koostuvat myeliinitupit, aivot, solukalvot, jne. Ymmärrät varmaan, että on olemassa hyvä syy siihen, ettei alumiinia löydy luonnosta vapaana, vaan ainoastaan yhdisteenä. Siitä johtuen, kun rokotteessa oleva alumiini tulee organismiin, se repii fosforin irti lipidisidoksista. Myeliinituppi repeytyy, ja aivoihin muodostuu alumiiniesiintymiä. Tämän takia alumiinia löytyy aina esimerkiksi Alzheimer-potilaiden aivoista, ja tämän takia hermot tulehtuvat, ärtyvät ja aristavat rokotusten jälkeen.

Jos luulet, etteivät niin sanotut tieteentekijät tiedä tätä, olet väärässä. He tietävät myös, että on olemassa vain yksi alkuaine, jolla on suurempi taipumus yhtyä alumiiniin kuin fosforilla, ja se alkuaine on pii. Kun he suorittavat kokeita todistaakseen alumiinin haitat vääriksi, he syöttävät koe-eläimille suuria määriä piitä, mutta kutsuvat sitä kivennäisseokseksi, eikä kukaan huomaa mitään. He ovat tehneet niin vuosikymmeniä, lähinnä ruokien kanssa, jotka sisältävät alumiinia. Kuinka paljon suurempia ovat injektoidun alumiinin vaarat? Vaikka syöttäisit koirallesi suuria määriä piitä, olisit aina askeleen jäljessä. Sillä aikaa kun pii kulkisi ruoansulatusjärjestelmän läpi, alumiini tekisi jo tuhojaan.

Immuunijärjestelmän humoraalinen puoli (B-solut) muuttuvat yliaktiivisiksi soluvälitteisen immuniteetin tukahduttamisen seurauksena. Tämä johtaa lopulta siihen, että koirille kehittyy vasta-aineita niiden omia kudoksia ja biokemikaaleja vastaan (kollageenia, fibronektiiniä, laminiinia, albumiinia, DNA:ta, sytokromi c:tä ja kardiolipiiniä vastaan). Mikä vaikutus näillä biokemikaaleilla on? Kuinka tärkeitä ne ovat? Minun ei varmaan tarvitse kertoa DNA:n tärkeydestä ja siitä katastrofista, joka seuraa siitä, jos DNA:n kimppuun hyökätään, mutta tarkastellaanpa muita aineita. 25 prosenttia kaikesta kehon proteiinista on kollageenia. Se on elintärkeä osa side- ja tukikudosta; jos sen kimppuun hyökätään, siitä seuraa lukuisia toiminnallisia ja liikunnallisia ongelmia, joita nähdään rokotetuissa koirissa. Fibronektiini tukee solujen eriytymistä, moninkertaistumista, kasvua sekä korjaamista. Laminiini on mukana solujen liikkeessä, leviämisessä, yhteen kiinnittymisessä, lisääntymisessä ja monissa muissa toiminnoissa. Ymmärrätkö, että nämä biokemikaalit edustavat solujen älykkyyttä?

Ei tässä vielä kaikki. Kardiolipiiniä vastaan hyökkäävät vasta-aineet aiheuttavat veren hyytymistä, verenvuotoa ja neurologisia vikoja. Sivuhuomautuksena, koska puhumme juuri verenvuodoista, ravistellun vauvan oireyhtymä ei useinkaan johdu väkivallasta, vaan rokotuksista. Rokotukset aiheuttavat aivoverenvuotoa, ja nyt tiedät, miten. Tri Moulden on lasten kanssa työskennellessään dokumentoinut toisen rokotteiden aiheuttaman mekanismin. Rokotuksista seuraa aivojen tulehdustila, kun valkosolut virtaavat aivoihin ja tukkivat pienet hiussuonet aiheuttaen mikrovaskulaarisia halvauksia.

Koska tämä hienoviritteinen tasapaino häiriintyy, soluvälitteinen immuniteetti tukahtuu. Rokotuksen jälkeen ihmisen veressä näkyy samanlainen immuniteetin tukahtuminen kuin AIDS-potilaan veressä. AIDS:iin liittyy T-solujen puutos, ja rokotteet ensimmäiseksi vähentävät suuresti T-solujen määrää. Vastareaktiona elämänvoima yrittää hukuttaa organismin T-soluihin korvatakseen menetyksen. Sillä hetkellä verenkuva on samanlainen kuin leukemiassa. Eräs ihmisasiakkaani kertoi saaneensa flunssarokotteen ja vähän sen jälkeen luovuttaneensa verta. Hänen verensä hylättiin, ja hän sai kirjeen, jossa hänelle kerrottiin, että hänellä oli leukemia. Muutaman viikon päästä hänen verensä oli normalisoitunut, ja ainoa erottava tekijä oli flunssarokotus. Organismi suorittaa vastavaikutuksen ja tasapainottaa itsensä niin kauan kuin pystyy, mutta jossakin vaiheessa sen voimat kuluvat loppuun. Toistuva iatrogeeninen hyökkäys on kuin että joutuisi lyödyksi pesäpallomailalla yhä uudelleen. Saatat nousta ensimmäisellä kerralla ja vielä toisellakin, mutta lopulta pysyt maassa.

Rokotteiden sisältämät metallit, kuten alumiini ja elohopea, tukahduttavat entisestään immuunijärjestelmää ja antavat juuri injektoitujen virusten lisääntyä vapaasti ja kiinnittyä elintärkeisiin elimiin. Elintärkeät ravintoaineet, jotka ruokkivat immuunisoluja ja auttavat siksi niitä toimimaan optimaalisesti, kuluvat loppuun organismin käyttäessä kaikki voimavaransa taistellakseen toksiineja vastaan. Suuret proteiinimolekyylit tukkivat imunestekierron, koska ne tulivat elimistöön pistoksena, eivät ruoansulatuksen kautta.

Ruoansulatusprosessissa ei pelkästään pilkota suuria osia pienempiin, vaan muutetaan myös vieras materiaali osaksi itseä. Ruoansulatusjärjestelmän läpi kulkeva proteiini pilkotaan yksittäisiksi aminohapoiksi vain siksi, että siitä muodostetaan uutta proteiinia, joka leimataan omaksi. Vieras proteiini, jota ei ole altistettu ruoansulatukselle, kantaa edelleen tuntemattomien astraalivoimien leimaa siltä olennolta, jolta se on peräisin. Ylikiihottuneet B-solut luonnollisesti aistivat tuon 'vierauden' ja yrittävät kiihkeästi eliminoida sen. Ne hyökkäävät kaikkien sellaisten elinten tai kudosten kimppuun, joihin nämä proteiinit ovat kiinnittyneet.

Tästä viimeisestä seikasta pääsemme siihen, että minun on selkiytettävä käsitystä, jonka mukaan 'autoimmuunisairaus' tarkoittaa, että henkilön oma immuunijärjestelmä on menettänyt järkensä ja hyökkää itseään vastaan. Kyllä, siitä on tullut neuroottinen ja hullu johtuen rokotteiden luonnottomasta invaasiosta, mutta se ei ole tyhmä. Immuunijärjestelmä ei tahallaan hyökkää itseään vastaan, se yksinkertaisesti hyökkää aistimaansa toiseutta vastaan, johon se ei muulla tavoin pääse kunnolla käsiksi ja josta se ei pääse eroon.

Yliaktiivisuus ja vasta-aineita tuottavat B-solut ovat jokaisen autoimmuunireaktion taustalla vaikuttava mekanismi. Sitä voisi ajatella niin, että liian suuret joukot metsästävät liikkumatonta vihollista ja tuhoavat viattomia uhreja matkan varrella. Autoimmuunisairauksien hoito keskittyy aina tukahduttamaan immuunijärjestelmän toimintaa, erityisesti humoraalisen haaran toimintaa (mietipä kaikkia steroidivalmisteita). Miksi emme voi vain poistaa syytä, joka saa humoraalisen haaran toimimaan hyperaktiivisesti? Sehän olisi liian helppoa. Sen sijaan meihin injektoidaan rokotteita ja saadaan B-solut tulemaan hulluiksi, jonka jälkeen meihin injektoidaan lisää lääkkeitä niiden tukahduttamiseksi. Kuinka tieteellistä. Kauan eläköön maksa!

Tarkastellaanpa joitakin muita rokotteisiin liittyviä ongelmia (injektoinnin lisäksi), joilla on osuutensa immuunijärjestelmän rappioitumisessa:

Rokotteet ovat täynnä adjuvantteja (aineita, jotka lisäävät vasta-ainetuotantoa), säilöntäaineita, antibiootteja, stabilisointiaineita ja liuottimia. Mitä nämä aineet tarkkaan ottaen ovat? Ne saattavat olla mineraaliyhdisteitä, mukaan lukien alumiinia, elohopeaa, bakteerien öljyemulsioita, muutamia nimetäkseni. Adjuvantit itsessään aiheuttavat allergisia reaktioita ja kiihottavat entisestään B-soluja. Niitä lisätään tahallisesti pidentämään ja parantamaan immuunivastetta. B-solut itse asiassa päätyvät tuottamaan vasta-aineita adjuvanteille. Kaikkien näiden harhautusten joukossa on

51

vaikeaa hoitaa tavallisia asioita, eikö vain? Immuunijärjestelmä kohtaa haasteita päivittäin ilman kaikkea tätä tieteentekijöiden 'apuakin'.

Viljeltyjä viruksia ei pystytä koskaan täysin erottamaan itse viljelyalustasta. Siispä kudoksesta, jota käytettiin viljelmässä, tulee osa rokotetta ja B-solut kehittävät vasta-aineita sitä vastaan. Entä jos kyseinen kudos on samanlainen tai identtinen rokotettavan eläimen kudoksen kanssa? Silloin vasta-aineet hyökkäävät omaa itseä vastaan, koska ne eivät kykene erottamaan kudoksia toisistaan. T-solut voivat myös yhdistyä viljelykudoksissa olevien virusten kanssa ja tuottaa äärimmäisen mutaatiokykyisiä viruksia, joita immuunijärjestelmällä sitten ei ole toivoakaan tunnistaa. Huolimatta yrityksistä rajata pois kaikki mikro-organismit viljeltyä virusta lukuun ottamatta, saastumista tapahtuu kuitenkin, yleensä viljelmän kasvualustan kautta. On olemassa naudan polyoomavirus, joka liitetään vahvasti syöpään, naudan herpesvirus, parainfluenssavirus, parvoviruksiin kuuluvia viruksia, naudan leukemiavirus sekä muita. Niitä kaikkia löytyy vasikan seerumista. Mitä nämä virukset tekevät, kun ne on injektoitu elimistöön? Millä tavalla ne mutatoituvat? Millä tavalla ne vaikuttavat DNA:han? Kun me saamme selville kaikki nämä vastaukset, onko jo liian myöhäistä pitää ihmiskunta hengissä?

Sanotaanpa, että saataisiin selville tietyn rokotteen olevan saastunut. Kuinka nopeasti (jos ollenkaan) se vedetään markkinoilta? Entä ne eläimet, jotka on jo rokotettu? Voimme tarkastella ihmisten rokotushistoriaa saadaksemme vastauksen. Muistatko SV-40-viruksen, joka saastutti poliorokotteet? Se tapahtui 1950-luvulla. Tänä päivänä kyseistä virusta löydetään lapsista. Hetkinen! Miten niin voi olla? Joko saastuneita rokotteita käytetään yhä edelleen, tai sitten virus on siirtynyt DNA:han ja siirtyy eteenpäin sukupolvien mukana, tai molempia. Kummin päin vain, me olemme häviäjiä.

Mitä muuta rokotteet voivat sisältää? Formaldehydiä (säilöö kuolleita eläimiä ja aiheuttaa syöpää, vaurioittaa hermoja, maksaa ja munuaisia, aiheuttaa huimausta, turvonneita rauhasia, verioksennusta, nielemisvaikeuksia), geneettisesti muunneltua hiivaa, eläinten, bakteerien ja virusten DNA:ta (joka yhdistyy vastaanottajan DNA:han ja aiheuttaa tuntemattomia mutaatioita), elohopeaa (muistatko kun äitisi sai sätkyn, kun rikoit kuumemittarin, silti elohopean injektointi ei olekaan vaarallista – anteeksi sarkasmini), natriumglutamaattia ja aspartaamia (neurotoksiineja, saattavat aiheuttaa kohtauksia, aivokasvaimia… ja taas kerran, miksi niitä on siellä?), lateksia (aiheuttaa allergisia reaktioita ilman injektointiakin), kananmunan proteiinia (saattaa aiheuttaa anafylaktisen reaktion), abortoitua sikiökudosta, antibiootteja, eläinkudosta (sian verta, hevosen verta, koiran ja apinan munuaista, kanin aivoja), beeta-propiolaktonia (myrkkyä elimille), tri-n-butyylifosfaattia (munuais- ja hermomyrkky), liivatetta, glyserolia, fenoksietanolia (pakkasneste), sorbitolia, sukroosia, märkäeritettä, ulostetta, virtsaa, sieniä, vero-soluja (jatkuvasti jakautuvia solulinjoja), jne.

Lista ei pääty tähän. Injektoisitko vapaaehtoisesti yhtäkään näistä aineista koiraasi, edes yhtä niistä? Uskotko, että mitkään näistä aineista ovat immuunijärjestelmälle hyödyllisiä? Tai edes vaarattomia? Esimerkiksi formaldehydi sisällytetään rokotteisiin inaktivoimaan rokotteen antigeenejä (viruksia, joista rokote valmistetaan), mutta kokeet ovat osoittaneet useita kertoja, että se ei toimi niin kuin on kuviteltu. Sen sijaan että formaldehydi inaktivoisi viruksen, se vain kovettaa uloimman proteiinikuoren vangiten elävän viruksen sen sisään. Kun se on elimistön sisällä, entsyymit syövät tämän kovettuneen proteiinikuoren ja vapauttavat sen virulentin sisällön, joka aiheuttaa juuri sen taudin, jolta sen oli tarkoitus organismia suojella. Tämä on yhtä vaarallista injektoidulle koiralle kuin koirille, joiden kanssa se on tekemisissä; on tunnettu tosiasia, että rokotetut koirat levittävät virusta vielä viikkoja rokotuksen jälkeenkin. Jos pentueesta vain yksi pentu rokotetaan, muille kehittyy vasta-aineita rokotteen sisältämää virusta vastaan (parhaimmillaan) tai itse tauti (pahimmillaan).

Elohopeasta on jo sanottu todella paljon asioita, mutta keskivertokuluttajasta usein tuntuu, että elohopean vaarat ovat äskettäinen paljastus. Mitä jos kertoisin sinulle, että jo vuonna 1935 Pittman-Mooren (rokotevalmistajan) tutkijat ilmoittivat, että elohopea (tiomersaali) oli "epätyydyttävä koirien käyttöön tarkoitettu seerumi"? He sanoivat näin sen jälkeen, kun puolet testatuista koirista sairastui, kun ne oli rokotettu tiomersaalipohjaisella rokotteella. Vuonna 1977 kymmenen vauvaa Toronton sairaalassa kuoli, kun tiomersaalilla säilöttyä antiseptistä ainetta siveltiin heidän napanuoriinsa. Olisi luultavaa, että olisi jo päädytty siihen, että tuon aineen injektoinnin on oltava vielä vaarallisempaa.

Näin tri Boyd Haley, Kentuckyn yliopiston kemian tiedekunnan päällikkö, sanoi elohopeasta:

"Ei pystytä edes järjestämään sellaista tutkimusta, jonka mukaan tiomersaali olisi turvallista. Se on vain liian myrkyllistä. Jos tiomersaalia injektoidaan eläimeen, sen aivot sairastuvat. Jos sitä käytetään elävään kudokseen, solut kuolevat. Jos sitä laitetaan petrimaljaan, viljelmä kuolee. Kun nämä asiat ovat tiedossa, olisi hämmästyttävää, jos sitä voitaisiin injektoida vauvaan (*tai koiranpentuun – kursiivi minun*) aiheuttamatta vahinkoa."

Suuret lääkeyhtiöt taisivat vain nauraa hänelle, sillä tiedämmehän kaikki, että ne pystyvät järjestämään tutkimuksen osoittamaan, mitä haluavat. En ole muuten vielä tähän päivään mennessä kyennyt saamaan käsiini koirien rokotteiden tarkkaa ainesosaluetteloa. Niitä ei julkaista edes *Compendium of Veterinary Products* -käsikirjassa. Voin vain ihmetellä, miksi.

On kuitenkin tärkeää ymmärtää, että rokotteet eivät ole turvallisia, vaikka niissä ei olisikaan elohopeaa. Koiran terveyttä uhkaavat kokonaisvaltainen immuunijärjestelmän tuhoaminen sekä rokotussairaudet. Koskaan ei ole kyse vain yhdestä aineesta, oli se kuinka myrkyllinen tahansa. Jos meille siis kerrotaan, ettei koirien rokotteissa käytetä elohopeaa, pitäisikö meidän olla helpottuneita? Ei minun mielestäni. Tietääkseni lasten MPR-rokotteessa ei ole koskaan ollut elohopeaa, mutta se on edelleen autismin ensisijainen aiheuttaja.

Vielä sananen kuolemattomista solulinjoista – monet rokotteet nykypäivänä, rabies mukaan lukien, viljellään kuolemattomissa solulinjoissa, jotka koostuvat yksinkertaisesti soluista, jotka eivät koskaan kuole, vaan jatkavat lisääntymistään. Mikä olikaan sen samankaltaisen sairauden nimi? Ai niin, syöpä. Totta kai valmistajat vakuuttavat nopeasti, etteivät nämä solut aiheuta syöpää. Kun ne jakautuvat tarpeeksi monta kertaa, todisteet sanovat muuta. Kuinka monta kertaa? Kokeet ovat osoittaneet, että kun näitä soluja viljellään 232 kertaa, ne muuttuvat karsinogeenisiksi. Mutta kuka niitä laskee? Muistatko, kun kerroin sinulle, kuinka viljeltyä virusta ei voi koskaan täysin erottaa itse viljelmästä? Mitä siis tapahtuu, kun virus mutatoituu karsinogeenistä materiaalia sisältäväksi, ja se injektoidaan ihmisen tai eläimen kehoon? Sinä päätät.

Millä tavalla rokotteet ehkäisevät sairauksia? Aiheuttamalla voimakkaamman sairauden, joka sitten torjuu heikompaa luonnollista tautia. Jokaisella rokotetulla olennolla on rokotteiden aiheuttama sairaus, joka on aiheuttanut soluvälitteisen immuunireaktion tukahtumisen. Estetyt immuunisolut eivät pysty poistamaan tunkeutujia, etenkään siinä määrin ja niissä muodoissa, joita tutkijat ovat keksineet. Organismi ei enää kykene vastaamaan luonnolliseen sairauteen, koska sillä on liikaa tekemistä yrittäessään ratkaista suurempaa ongelmaa. Toisin sanoen, se on liian häiriintynyt ja alakynnessä.

Luonnollisen akuutin sairauden torjumisen sijaan saamme tilalle kroonisen rokotussairauden. Tunnen itseni huijatuksi, entä sinä?

Immuunijärjestelmän humoraalinen puoli (B-solut) on erittäin yksityiskohtainen, koska se muistaa vain juuri sen viruksen, jonka se on kohdannut. Virukset kuitenkin mutatoituvat koko ajan; mikään luonnossa ei pysy ennallaan. Eräs ystäväni kertoi minulle koirastaan, joka sairastui leptospiroosiin rokotuksesta huolimatta. Hänen eläinlääkärinsä oli tyynesti kertonut hänelle, ettei sitä kantaa, josta rokote on valmistettu, oikeastaan ole enää olemassa. Olisikohan tämä pitänyt mainita ennen rokottamista?

Immuunijärjestelmän soluvälitteinen haara muodostaa yleisluontoisemman immuniteetin. Homeopaattinen sairauden ehkäisy (immunisaatio) vahvistaa tätä soluvälitteistä haaraa. Käyttämällä lääkeainetta, jolla on tietämys syystä/ensisijaisesta taudista, sillä ei ole merkitystä, kuinka virus mutatoituu. Parvovirus on edelleen parvovirus riippumatta siitä, millaiseksi se mutatoituu, ja T-solut tunnistavat sen. B-soluja puolestaan on helppo huijata – virus voi niin sanotusti laittaa päälleen erilaisen takin, eikä B-solulla ole hajuakaan, kuka on kyseessä. Kuvittele, että et pystyisi tunnistamaan parasta ystävääsi vain siksi, että hän on vaihtanut vaatteitaan!

Tämä kaikki saa meidät kyseenalaistamaan titterien merkityksen. Ne ovat verikokeita, joilla mitataan vasta-ainetasoja tiettyjä tauteja kohtaan. Tiedämme, että B-solut tuottavat vasta-aineita, ja että ne muuttuvat hyperaktiivisiksi rokotusten jälkeen. Tiedämme, että tuotetut vasta-aineet ovat erittäin täsmällisiä ja että ne pystyvät hyökkäämään vain viruksen tiettyä kantaa vastaan. Tiedämme, että vasta-aineiden suuri määrä tarkoittaa, että ne ovat vaarassa kääntyä itseä vastaan. Tiedämme, että mitä aktiivisempia B-solut ovat, sitä vaimeammaksi soluvälitteinen immuniteetti muuttuu, ja kyseiset solut ovat oikeita immuniteetin sankareita. Soluvälitteistä immuniteettia voidaan mitata (ainakin joitakin sen osia), mutta kokeet ovat monimutkaisia ja erittäin kalliita, joten ne ovat siksi vain tutkimuslaboratorioiden, eivät tavallisten koiranomistajien, käytettävissä.

Muistatko muistisolut? Tämä on erittäin tärkeää: terve immuunijärjestelmä ei ole tuhlaavainen; jos uhkaa ei ole, pitäisikö sen kierrättää suurta määrää vasta-aineita? Ei pitäisi. Rokotettu organismi altistuu sisäiselle poikkeustilalle ilman hengähdystaukoa, ikinä.

Kun uhka poistuu, kiertävät vasta-aineet luonnollisesti hupenevat, mutta tietyille soluille annetaan tehtäväksi muistaa se. Ne vain istuskelevat paikoillaan, kunnes sama uhka palaa takaisin. Silloin ne pomppaavat toimintaan (kuin palomiehet tai -naiset), muuttuvat plasmasoluiksi ja erittävät tarvittuja vasta-aineita. Tätä sanotaan 'nousevaksi titteriksi' ja sitä käytetään tiettyjen diagnoosien, kuten penikkataudin varmistamisessa: taudin alkuvaiheesta useiden viikkojen ajaksi penikkataudin vasta-aineiden määrä nousee ainakin nelinkertaiseksi. Itse muistisoluja ei kuitenkaan mitata. Me tiedämme, että ne ovat erittäin pitkäikäisiä ja että ne välittyvät jälkeläisille – sieltä todellinen laumaimmuniteetti on peräisin.

Sen tietäminen, että koirasi elimistössä kiertää suuri määrä vasta-aineita, ei välttämättä ole lohduttava ajatus. Titterit eivät mittaa T-solujen, NK-solujen tai muiden solujen määrää tai aktiivisuutta. Suuri määrä vasta-aineita yhtä kantaa vastaan ei tarkoita, että organismi olisi vastustuskykyinen saman taudin eri kannalle. Se tarkoittaa vain, että immuunijärjestelmä on erittäin kiihtyneessä tilassa, mikä johtaa autoimmuunisairauksiin.

Homeopaattinen ennaltaehkäisy tehostaa soluvälitteistä immuniteettia ja parantaa siksi yleistä immuniteettia, mutta se ei näy tittereissä. Koska immunisoin koirani homeopaattisilla lääkeaineilla, tiedän, että se on terve ja vastustuskykyinen. Vasta-aineiden suuri määrä saattaa tarkoittaa, että koirani on pulassa, sille saattaa olla kehittymässä autoimmuunisairaus.

Kun koiraan injektoidaan rokote, sille annetaan rokotussairaus – vahvempi erilainen sairaus, mikä on ainoa tapa, jolla rokotus voi ehkäistä akuuttia luonnollista sairautta. Joten jos joku väittelee kanssasi ja sanoo, että homeopaattinen immunisaatio ei ole tehokasta, koska se ei tuota vasta-aineita, voit vastata: "Luojan kiitos!"

Yli kaksisataa vuotta sitten tri Hahnemann kertoi meille, että vahvempi sairaus torjuu heikomman. Siitä näkee esimerkkejä koko ajan, esimerkiksi ihmiset, joilla on syöpä tai mielen sairaus, eivät sairastu flunssaan. Miksi? Koska elämänvoima on keskittynyt johonkin paljon tärkeämpään, kuten eloonjäämiseen!

Todellinen terrorismin vastainen sota on käynnissä rokotetussa kehossa, koska tuota sotaa ei pystytä voittamaan. Ei ainakaan ilman samankaltaisuuden lakia. Rokotteiden aiheuttama sairaus voidaan poistaa vain vahvemman samankaltaisen sairauden avulla, ja tuo sairaus on dynaaminen lääkeaine, joka on valmistettu itse rokotteesta. Kerron tästä lisää tulevassa luvussa.

Tiedämme, että jos soluvälitteinen immuniteetti ei toimi kuten pitäisi, organismi sairastuu vakavasti. Tiedämme, että toksiinit tukahduttavat immuunipuolustusta. Tiedämme, että autoimmuunisairaudet ja taudit nostavat päätään, kun hyperaktiiviset B-solut tuottavat vasta-aineita, jotka kääntyvät itseään vastaan. Tiedämme, että nämä sairaudet voivat parantua, kun B-solut lakkaavat olemasta hyperaktiivisia. On vain terveeseen järkeen perustuvaa, että rokotteiden välttäminen on hyväksi immuunijärjestelmälle ja koko organismille. On surullista, että logiikalla ja terveellä järjellä ei ole sijaa perinteisessä koulutuksessa.

Rokotusvaurion saaneita koiria

Seuraavat tarinat ovat rokotusvaurion saaneiden koirien omistajien kirjoittamia. En ole editoinut niitä mitenkään, jotta ne edustaisivat kirjoittajien aitoja tunnetiloja. Tiedän kuinka vaikeaa minulle oli kirjoittaa Chestnutin tarina, ja siksi tunnen empatiaa kaikkia näitä omistajia kohtaan, jotka uhrasivat aikaa ja palan sydämestään jakaakseen kanssamme omat tarinansa, jotta muiden koirien tarinoilla olisi onnellisempi loppu kuin heidän koiriensa tarinoilla.

Edellisessä luvussa selitettiin fysiologiselta kannalta, millä tavalla rokotukset vaikuttavat elävään organismiin. Tämä luku herättää tuon tiedon henkiin, koska pystyt tunnistamaan kaikki edellisessä luvussa kuvaillut rokotusten vaikutukset näissä tarinoissa. Et enää koskaan suhtaudu samalla tavalla terveyden tai käyttäytymisen tuhoutumiseen jos tiedät, että eläin on rokotettu.

Tämän kirjan tarkoitus on kertoa rokotusten haitoista sekä esitellä erilainen tapa ehkäistä sairauksia. Siksi rokotusvaurioista toipumista kuvaillaan vain lyhyesti kirjan lopussa eikä siitä kertovia tapauksia esitellä tässä. Ne kuuluvat kenties uuteen kirjaan.

Rokotusvaurioista toipumisessa on kaksi asiaa, jotka on pidettävä mielessä. Toinen on, että se on mahdollista ja että se on tehty monta kertaa, mutta olisi typerää ajatella, että se olisi mahdollista kaikissa tapauksissa. Joskus eläimen omistajat alistuvat rokotuspaineiden alla ajatellen, että he poistavat haitat myöhemmin, ja siitä pääsemme toiseen asiaan. Kuolemaa ei yksinkertaisesti voida parantaa. Jotkin koirat ovat kaatuneet kuolleina maahan sekunteja tai minuutteja rokotteen antamisen jälkeen. On myös olemassa koiria, joilla on liian vähän elinvoimaa paranemisprosessin loppuun saattamiseksi, ja vauriot ovat yksinkertaisesti ylitsepääsemättömiä.

Paras tapa välttää rokotusvauriot on olla rokottamatta lainkaan.

Neptunen tarina, kirjoittanut Candace Sullivan

Marraskuun 30. päivän iltapäivänä vuonna 2009 menetin kauniin 23 kuukautta vanhan isovillakoirani Neptunen rabiesrokotteen aiheuttaman immuunivälitteisen trombosytopenian (IMT) seurauksena. Vain kolme kuukautta aikaisemmin Neptune saapui eläinlääkärimme vastaanotolle kuten tavallisesti, terveyden, kauneuden ja elinvoiman perikuvana. Neptune oli rakastettu kumppanimme, menestynyt näyttelykoira ja purjehduskaveri, jolla oli mitä loistavin tulevaisuus edessään.

Neptune sai ensimmäisen rabiesrokotuksensa 20 viikon ikäisenä. Elokuussa 2009 oli rabiestehosteen aika. Tehoste annettiin yksin sinä päivänä, muita toimenpiteitä ei tehty tai lääkityksiä annettu. Seitsemän päivän sisällä rokotuksesta Neptune alkoi oksentaa useita kertoja päivässä, ja sille tuli vakava ripuli. Sain myöhemmin tietää, että nämä ovat IMT:n alkuvaiheen klassiset oireet.

Kyseisen tehosterokotuksen ja tämän sairauden ajoitus oli aivan liian epäilyttävä. Tämä ei ollut sattumaa. Rokotus oli haastanut Neptunen immuunijärjestelmän ja laukaissut tappavan autoimmuunisairauden. Minua kaduttaa elämäni joka päivä, että annoin eläinlääkärini antaa tehosterokotuksen, vaikka Pohjois-Carolinan laki sitä vaatiikin. Minun olisi pitänyt taistella vastaan. Minun olisi pitänyt vaatia, että rokottamisen sijaan olisi mitattu titterit.

Neptune taisteli urheasti kolme kuukautta hengestään. Yritimme epätoivoisesti pelastaa sen hengen ja konsultoimme eräitä osavaltion ja koko maan parhaista eläinlääkäreistä. Huolimatta akuuttihoidosta, suonensisäisestä nesteytyksestä sekä mega-annoksista prednisonia ja syklosporiinia, Neptunen verihiutaleet eivät koskaan elpyneet. Sen tukahdutettu immuunijärjestelmä jätti sen alttiiksi hallitsemattomalle stafylokokki-infektiolle, joka tuhosi sen elimistön päästä häntään asti.

Lopulta sen tila oli järkyttävä. Se oli riutunut ja kakektinen (lihakset olivat näkyvästi kuihtuneet pois). Joka viikko sille kehittyi lisää kipeitä, märkäisiä stafylokokkihaavaumia, jotka eivät parantuneet. Jopa sen tassut ja varpaidenvälit olivat täynnä haavaumia. Minun pieni rakas kultaraukkani! Pystyin vain pitelemään sitä lähelläni kyynelten putoillessa sen päälle. Verihiutaleiden määrä laski jatkuvasti kriisitasolle, sille tuli spontaania sisäistä verenvuotoa, jota ei saatu loppumaan, ja sen maksa-arvot olivat huipussaan. Olimme menettämässä sen.

Neptune, joka joskus juoksi tuulen lailla, oli nyt liian hauras ja heikko ottamaan paria askelta enempää. Se kompasteli ja kaatuili usein sen jalkojen pettäessä sen alta. Minun oli lopetettava tuo hulluus ja tehtävä mahdoton päätös päästää se tästä maanpäällisestä helvetistä.

Jos väittäisin, että olimme riekaleina ja musertuneita Neptunen menetyksen vuoksi, puhuisin kaunistelevasti. Tällä hetkellä elämme jossitellen, mikä luultavasti kuuluu suruprosessiin. Jollakin tavalla meidän on löydettävä keinot hyväksyä se kylmä tosiasia, ettei sitä ole enää. Kun jään yksin ajatusteni kanssa, tunnen suurta raivoa tämän kaiken epäreiluuden takia. Olkaa varuillanne, rakkaat ystävät – liialliset rokotukset tappavat. Pyydän teitä tutkimaan asiaa ja taistelemaan koirienne puolesta. Pidämme sinut ikuisesti sydämissämme, Neptune. Lepää rauhassa, rakas prinssini. Rakastimme sinua niin.

Revon tarina, kirjoittanut Rita Masson

Oli vuosi 2006, kun Revo, valkoinen isovillakoirani, tuli elämääni. Se oli todellinen ilopilleri kuten kaikki koiranpennut. Terveys oli ensisijainen tavoitteemme, jotta voisimme tarjota Revolle pitkän ja terveen elämän.

Meille syötetään ajatusta, että meidän pitää katsoa eläinlääkäreitä ylöspäin ja että he ohjaavat meitä lemmikkiemme terveydenhoidossa. Rokotuksia pidetään keinona suojella lemmikkiä taudeilta sekä tehdä siitä vastustuskykyinen. Kukaan ei halua lemmikkiään vahingoitettavan. Sen takia saadaksemme mielenrauhaa vastuuntuntoisina lemmikinomistajina luotimme jo olemassa olevaan järjestelmään.

Revo oli vuoden ikäinen saadessaan ensimmäisen rabiesrokotuksensa. Noin kuukauden päästä rokotuksesta aloimme huomata dramaattisen muutoksen Revon käytöksessä. Se alkoi haukkua paljon vieraita, se muuttui erittäin reviiritietoiseksi ja alkoi leikkiä aggressiivisesti muiden koirien kanssa. Se ei ollut Revolle tyypillistä käyttäytymistä. Asia aiheutti meille paljon huolta ja hämmennystä.

Ajan kuluessa tällainen käytös jatkui; meidän piti vältellä tiettyjä olosuhteita pystyäksemme hallitsemaan tilanteen. Kaksivuotiaana

Revo sai ensimmäisen grand mal -kohtauksensa. Tämä aiheutti lisää huolta ja nosti esiin kysymyksiä ja epäilyjä.

Aloin etsiä vastauksia ja sain pian tietää rokotteiden ainesosista, jotka kaikki ovat myrkyllisiä ja jotka vaikuttavat haitallisesti immuunijärjestelmään. Käytin todella paljon aikaa asian tutkimiseen yrittäen yhdistellä pisteitä. Revon kohtaukset jatkuivat.

Sain jatkuvasti uutta tietoa rokotteiden mahdollisista haitoista. Sain selville, että jokaisessa rokotteiden valmisteyhteenvedossa sanotaan avoimesti, että kouristukset (enkefaliitti) ja epilepsia ovat mahdollisia sivuvaikutuksia. On olemassa monia muita tunnettuja negatiivisia sivuvaikutuksia, kuolema mukaan lukien. Mielessäni ei ollut enää yhtään kysymystä. Tiesin, että tämä oli totuus, jota olin etsinyt, ja se varmisti epäilyni.

Elohopea ja alumiini ovat erittäin vaarallisia raskasmetalleja, jotka on yhdistetty useisiin sairauksiin, kuten aivotulehduksiin ja aivovaurioihin. Useimmiten tällaisia tulehduksia tai vaurioita ei pystytä parantamaan, ja useissa tapauksissa ne johtavat lyhentyneeseen elinajanodotteeseen. Monet keinot saattavat auttaa oireisiin, mutta aivovaurio on monimutkainen tila, eikä kuolema ole epätavallista.

Revon kohtaukset jatkuivat huolimatta siitä, kuinka paljon homeopatiaa me käytimme ja kuinka paljon raakaruokaa sille syötettiin. Vauriot sen aivoissa olivat liian suuret. Vahinko oli peruuttamaton.

Menetin Revon vasta kuusivuotiaana grand mal -kohtauksen aikana. Ei ollut mitään muuta tehtävissä. Olimme käyttäneet kaikki keinot auttaaksemme sitä elämään pitkän elämän. Revon elinvoima oli liian heikko ja vahingoittunut pääsemään eroon myrkyistä, jotka suoraan aiheuttivat sen terveydentilan heikkenemisen.

En pysty menemään ajassa taaksepäin enkä haluaisikaan mennä, koska olen vasta saavuttanut elämänvalintojeni hallinnan kaiken sen tekemäni intensiivisen tutkimisen seurauksena. Tutkimukseni ovat auttaneet muita ymmärtämään, että rokotusvauriot ovat erittäin todellisia. Toivon aina, että tarinani saa vastakaikua muilta ja ohjaa ihmisiä ymmärtämään, että se mitä meille on uskoteltu, ei ole totta. Todellisuudessa näemme rokotusvaurioista kärsivien eläinten lukumäärän kasvavan epidemiaksi.

Lääketeollisuus on surullista kyllä aivopessyt eläinlääkärit ajattelemaan, että rokotteilla ja lääkkeillä on vähän sivuvaikutuksia tai kroonisia negatiivisia vaikutuksia terveyteen. Mikään ei voisi olla kauempana totuudesta.

Kansainvälisten lakien mukaisesti jokaisen rokotteen saajan, oli kyseessä sitten ihminen tai lemmikki, tulee saada luettavakseen rokotteen valmisteyhteenvedon ohjeet ennen rokottamista. Tietoon perustuvan suostumuksen laki sanoo, että jos rokote saattaa aiheuttaa vahinkoa tai tappaa, lemmikinomistajaa täytyy informoida riskeistä, ennen kuin hän suostuu toimenpiteeseen. Tätä lakia rikotaan suurilta osin Pohjois-Amerikassa, vaikka kaikissa rokoteyhteenvedoissa varoitetaankin suoraan kuolemasta sekä negatiivisista sivuvaikutuksista. Älkää uskoko sokeasti kaikkea, mitä teille sanotaan; hankkikaa tietoa ja pelastakaa lemmikkinne vahingoilta. Älkää antako pistää lemmikkeihinne myrkkyjä.

Chickletin tarina, kirjoittanut Carole Baldwin

Syyskuun 6. päivänä vuonna 2000 Chicklet lennätettiin kotiin lentokoneen rahtina kymmenen viikon ikäisenä. Se painoi 2,3 kiloa. Chicklet oli iloinen, kiltti, hiljainen ja leikkisä pentu.

Seuraavana päivänä, syyskuun 7. päivänä, veimme sen ensimmäistä kertaa eläinlääkäriin. Eläinlääkäri löysi lievän sydämen sivuäänen, korvapunkkeja, ja ulostenäyte oli positiivinen coccidialle. Chicklet sai rokotukset penikkatautia, hepatiittia, parvovirusta, adenovirusta, parainfluenssaa, koronavirusta ja bordetellaa vastaan. Meidät lähetettiin kotiin seuraavien lääkkeiden kanssa: sydänmatojen ennaltaehkäisyyn käytettävä Interceptor, Tresaderm korvapunkkeihin sekä antibiootti Bactrim. Syyskuun 8. päivänä puhuin Chickletin kasvattajan kanssa, joka kertoi minulle, että

Chicklet oli saanut päivittäin suun kautta annettavaa Ivomec-lääkettä sydänmatoja vastaan. Sen olisi pitänyt hoitaa korvapunkitkin.

Syyskuun 25. päivänä olimme taas eläinlääkärissä. Chicklet oli lakannut käyttämästä vasenta takajalkaansa. Se roikkui paikoillaan kuin halvaantuneena edellisen eläinlääkärikäynnin jälkeen. Siitä otettiin kaksi röntgenkuvaa, joissa kummassakaan ei löytynyt mitään. Kerroin eläinlääkärille, että Chicklet raapi itseään enemmän kuin tavallisesti. Eläinlääkäri lähetti meidät kotiin Amoxicillin-tablettien kanssa.

Lokakuun 2. päivä Chicklet sai tehosterokotteet penikkatautia, hepatiittia, parvovirusta, parainfluenssaa, koronavirusta ja adenovirusta vastaan. Ulostenäytteestä löytyi suolinkaisia, ja meidät lähetettiin kotiin suolinkaislääkkeen kanssa.

Kolme viikkoa myöhemmin, lokakuun 24. päivä, Chicklet rokotettiin jälleen penikkatautia, parvovirusta, parainfluenssaa, koronavirusta, adenovirusta sekä rabiesta vastaan (yksivuotisrokotus). Se sai myös painonsa mukaisen annoksen Interceptoria. (Edellisellä kerralla sille oli annettu liian suuri annos.) Ulostenäyte oli negatiivinen. Eläinlääkärimme kertoi, että Chickletin toisessa korvassa oli paljon vahaa syvällä korvakäytävässä. Molemmissa korvissa oli myös nokkosihottumaa ja tulehdusta. Seuraavana päivänä soitin eläinlääkärille kysyäkseni, kummassa korvassa vahaa oli; siellä kukaan ei kuitenkaan tiennyt, kummassa korvassa vahaa oli, koska eläinlääkäri oli unohtanut kirjoittaa tiedon Chickletin potilastietoihin.

Kuukautta myöhemmin marraskuussa veimme Chickletin takaisin eläinlääkärille tarkastuskäynnille. Eläinlääkäri halusi tarkistaa, kummassa korvassa vahaa oli. Eläinlääkäri ei kuitenkaan löytänyt kummastakaan korvasta vahaa. Olin kasvattajan suosituksesta laittanut Chickletin korviin parafiiniöljyä puhdistaakseni ne. Kerroin eläinlääkärille, että Chicklet edelleen raapi itseään. Hän käski minun ostaa sille Medi-Treat-herkkupaloja ja katsoa, jos ne auttaisivat.

Joulukuussa veimme Chickletin uudelleen eläinlääkärin tarkastukseen, koska sillä oli korvissa sekä vartalolla nokkosrokkoa. Sen korvat olivat niin punaiset, että luulin niiden syttyvän palamaan. Chicklet tuoksui sairaalta, ja se vain lisääntyi. Siitä otettiin ihon raapenäyte, josta etsittiin sikaripunkkia, mutta näyte oli negatiivinen. Meidät lähetettiin kotiin Vanectyl-P:n kera ja meidän käskettiin siirtää Chicklet erikoisruokavaliolle.

Päästyäni kotiin aloin käydä läpi kaikkia Chickletin terveystietoja saadakseni selville, miksi tämä pentu oli niin sairas. Sen potilastietojen perusteella näytti siltä, että se sairastui aina päivän tai parin kuluttua rokotuksista. Sen rokotussuunnitelmaa oli jatkettu suositusten mukaan huolimatta sen terveysongelmista. Kävimme eläinlääkärissä lähes viikoittain milloin minkäkin ongelman takia, ja ongelmia tuli jatkuvasti lisää. Siihen mennessä kun Chicklet oli kuuden kuukauden ikäinen ja olimme kuluttaneet siihen valtavasti rahaa, se oli vakavasti ja kroonisesti sairas. Se ei voinut syödä mitään, oli se sitten eläinlääkärin erikoisruokaa, minkä tahansa merkkisiä nappuloita tai edes kotiruokaa, ilman että sille puhkesi nokkosrokko. Se pelkäsi kaikkea ja sai paniikkikohtauksia, kun se laitettiin häkkiin. Se vietti paljon aikaa sängyn alla ja pelkäsi jopa omaa varjoaan. Se ei pystynyt keskittymään. Sen hengitys haisi mädäntyneeltä, ja sen keho haisi niin paljon kuolemalta, että urokseni Tigger karttoi sitä ja kieltäytyi menemästä sen lähelle. En voinut kieltää, että oli käynyt erittäin selväksi, että Chicklet oli kärsinyt rokotusreaktioista aivan silmieni edessä.

Siitä hetkestä lähtien kun sen tajusin, lakkasin rokottamasta Chickletiä ja aloin syöttää sille luonnollista raakaruokaa. Raakaruoka oli ainut ruoka, jota Chicklet pystyi syömään saamatta siitä nokkosrokkoa. Oli sydäntäsärkevää yrittää kumota vahinkoja, joita sille oli aiheutettu. Sen tila jatkoi hitaasti mutta varmasti heikkenemistään seuraavan viiden vuoden ajan. Alkuvuonna 2005 siltä piti poistaa 12 hammasta hampaiden vieruskudossairauden takia.

Lokakuun 2005 alussa Chicklet alkoi juoda kuppikaupalla vettä ja käydä jatkuvasti tarpeillaan. Juuri kun se oli tullut sisälle, se kääntyi mennäkseen taas ulos tarpeilleen. Lokakuun 10. päivän myöhäisiltana se alkoi kävellä ympäri keittiötä painaen vartaloaan seinää vasten, käyttäen seinää apuna määrittääkseen, missä oli. Kun se saapui kulman kohdalle, se törmäsi seinään, kääntyi sitten ja seurasi seinää, kunnes törmäsi seuraavaan kulmaan. Aivan kuin se olisi ollut sokea. Se ei reagoinut ääneemme. Otin sen syliini ja juttelin sille, ja se oli hiljaa ja rauhallinen sen aikaa, vaikka sen tuijotus oli tyhjä. Homeopaattinen lääkeaine oli auttanut sitä aikaisemmin, kun sillä oli tämäntyyppisiä kohtauksia. Tällä kertaa homeopatiasta ei kuitenkaan ollut apua.

Tiesin, että oli aika päästää irti. Se oli ollut niin kroonisesti sairas koko lyhyen elämänsä. Otin sen sänkyyn kanssani ja pidin sitä sylissäni koko pitkän yön. Se sätki vartin välein koko yön. Kerran se melkein löi minut tajuttomaksi, kun sen pää osui minun päähäni.

Kun viimeisen kerran katsoin kelloa, kello oli melkein neljä aamuyöllä. Ensimmäistä kertaa sen pitkän ja tuskallisen yön aikana Chicklet lakkasi sätkimästä. Sen sydän löi vielä, mutta minusta tuntui, että se oli lähtenyt. Nukahdin viimein pidellen sitä sylissäni.

Chicklet lopetettiin kello 7 aamulla lokakuun 11. päivänä. Sen ruumiinavauksessa paljastui surkastunut maksa, erittäin laajentunut sappirakko sekä sappitietukos. Näkyviä kasvaimia tai tulehdusta ei löytynyt.

Kävimme taistelua, jota ei koskaan pystytty voittamaan. Silmäni ovat nyt avautuneet, ja olen erittäin pahoillani, että Chickletin piti vahingoittua ja kestää niin paljon kipua vain opettaakseen minua.

Lupaan sinulle, Chicklet, että oppiläksysi eivät olleet turhia.

Kirjoitin tämän muistokirjoituksen Chickletille tunnin sisällä sen lopettamisesta:

Hyvästi pikku enkelini Chicklet

Sinun ansiostasi olen nähnyt aivan uuden maailman, paremman maailman.

Sinun ansiostasi Ian on yhä hengissä ja pärjää todella hyvin.

Sinun ansiostasi olen nähnyt ja avannut silmäni ja mieleni.

Sinun ansiostasi ruokin ja hoidan lapsiani ja lemmikkejäni holistisin keinoin.

"Sinun ansiostasi" -asioita on niin paljon lisää, että voisin kirjoittaa niistä koko loppuelämäni.

Kiitos kaikesta rakkaudesta, suukoista, haleista, hyvistä ja huonoista ajoista, jotka sallit minun jakaa kanssasi lyhyen viiden elinvuotesi aikana. Olen niin kiitollinen, että olet ollut osa elämääni, ja olen voinut jakaa asioita kanssasi ja oppia sinulta. Sydämeni on sattunut fyysisesti koko päivän, enkä tiedä, milloin se lakkaa; rakastan sinua ja kaipaan sinua. Kunnes tapaamme uudestaan, hyvästi rakas pieni Chicklet-kultani.

Täydellinen Nikki, kirjoittanut Suzan Robertson

Elämässä on hetkiä, joiden haluaisimme kestävän ikuisesti ja joita emme koskaan halua unohtaa. Nikkin tarinassa on useita sellaisia hetkiä.

Rakas bichon friséni Peaches kuoli vuonna 2004, ja luulin, etten ikinä hankkisi toista koiraa. Olimme tottuneet matkustelemaan ilman, että meidän tarvitsi huolehtia lemmikkiystävällisten hotellien tai lemmikkihoitajien etsimisestä. Peachesin menetys teki aika paljon kipeää, ja suhtauduin epäilevästi uuteen koiraan kiintymiseen. Me olemme kuitenkin koiraihmisiä, eikä uuden koirakumppanin kaipuu hävinnyt mihinkään.

Vuoden 2007 lopulla mieheni Bruce ja minä aloimme harkita koiran ottamista. Eräällä ystävällämme oli maltankoira, ja olin alkanut rakastaa kyseistä rotua. Vuoden 2008 alkupuolella liityin maltankoirien nettifoorumille ja aloin tekemään tutkimustyötä. Löysimme ihanan kasvattajan, ja maaliskuun 24. päivänä 2008 toimme maltankoiran pennun kotiin. Sen persoonallisuus oli juuri sitä mitä olimme etsineet, ja se oli ihastuttava. Bruce piti Nikita-nimestä ja hänen mielestään Nikki olisi söpö lempinimi. Tiesimme heti, että Nikki oli tarkoitettu meille. Lisäsimme nimen Grace, koska meistä tuntui, että kotiamme kaunisti ihana valkoinen pörröinen koira. Koska se oli niin kiltti tyttö, kutsuimme sitä joskus Nikki Perfectiksi.

Nikki sopi elämäämme täydellisesti. Se oli rauhallinen, rento, leikkisä ja hellä. Sen luonne oli iloinen ja hillitty. Se rakasti istua sylissäni ja tarkkailla kaikkea ympärillä tapahtuvaa.

Epäröin Nikkin rokotusten kanssa, mutta eläinlääkäri vaati niiden antamista ja pelotteli minua tarpeeksi, jotta suostuin.

Pieni pörröinen palloni ei näyttänyt reagoineen rokotuksiin mitenkään välittömästi, mutta sen käytöksestä tuli vaikeammin tulkittavaa, vaikka se ei yleensä tohissutkaan. Se nukkui sängyssämme kiertyneenä kerälle tyynyni vieressä. Nikki rakasti myös Brucea. Se kiertyi kerälle hänen jalkansa ympärille ja istui hänen vieressään sillä aikaa, kun hän työskenteli kannettavalla tietokoneellaan. Kun hän palasi kotiin työ- tai liikematkalta, se tervehti häntä aina antamalla hänelle paljon pusuja. Nikki rakasti matkustamista. Veimme sen moniin paikkoihin, ja se oli ihana matkakumppani. Tunsin itseni erittäin onnelliseksi, koska olin löytänyt täydellisen unelmieni koiran.

Vein Nikkin joihinkin maltankoirien leikkitapaamisiin. Se ei osallistunut leikkeihin ja vaikutti hieman häkeltyneeltä ympäriinsä juoksentelevien koirien suuren määrän takia. Nikki istui yleensä jaloissani tai sylissäni ja tarkkaili leikkiä rauhallisena. Olin erittäin kiitollinen siitä, että tämä ihana pikku koira antoi minulle niin paljon, mutta pyysi niin vähän kiitokseksi.

Vuonna 2011 toimme kotiin toisen maltankoiran, Nikkin emän. Koirat eivät tulleet toimeen ja ne jättivät toisensa suurimmaksi osaksi huomiotta. Kun Nikki muuttui hiljaiseksi ja vetäytyväksi, syytin persoonallisuuden muutoksesta toisen koiran ottamista. Yritin varmistaa, että Nikki sai osakseen paljon rakkautta ja huomiota. Se lakkasi kuitenkin leikkimästä kanssamme ja nukkui suurimman osan ajasta. Se alkoi suhtautua ruokaansa valikoivasti eikä useinkaan syönyt mitään.

Nikki sairastui kesäkuussa 2011. Se lakkasi syömästä ja vaikutti kivuliaalta. Useista käynneistä, testeistä ja lääkityksistä huolimatta eläinlääkärit eivät pystyneet tekemään tarkkaa diagnoosia. Heinäkuun 7. päivänä 2011 Nikki luhistui. Kun olimme matkalla eläinlääkäripäivystykseen, Nikki sai suuren kohtauksen ja kuoli syliini.

Nikkin kuolinsyy oli granulomatoottinen meningoenkefaliitti (GME), joka on akuutti etenevä keskushermoston tulehdussairaus. Kyseisestä sairaudesta ei tiedetä vielä paljoa. Uskon, että se johtui suoraan rokotuksista, etenkin rabiesrokotuksesta, joka annettiin vuonna 2008 suoraan Nikkin niskaan.

Uskomme antaa meille rauhaa ja lohtua. Olemme Jumalalle kiitollisia siitä, että saimme viettää Nikkin kanssa kolme ihanaa vuotta. Olemme myös kiitollisia siitä, että se oli lähes koko elämänsä ajan iloinen pikku tyttö.

Rakastamme sinua, ihana Nikkimme. Kiitos kaikesta rakkaudesta, ilosta, naurusta ja monista ystävyyksistä, jotka toit elämäämme. Olit todella erityinen pieni koira ja olet ikuisesti sydämissämme. Emme koskaan unohda sinua.

Winnien tarina, kirjoittanut Darci Michaels

Winnie on näyttelylinjainen labradorinnoutaja. Se täyttää 12 vuotta maaliskuun 25. päivänä 2015. Adoptoin sen huhtikuun 7. päivänä 2010.

Minun on aloitettava tarina sanomalla, että Winnien edellinen omistaja ei enää pystynyt hoitamaan Winnietä kunnolla. Winnien omistaja oli ahdistunut, koska hänen piti luopua koirastaan, ja yritti löytää rakastavan kodin, jossa Winnielle syötettäisiin edelleen raakaruokaa ja sen terveyttä hoidettaisiin luonnonmukaisin keinoin. Winnielle syötettiin aina raakaruokaa, eikä se koskaan saanut estolääkkeitä sydänmatoja, kirppuja tai punkkeja vastaan. Sen edellinen omistaja käytti homeopaattisia lääkkeitä tarvittaessa. Minä teen samoin.

Winnien tarina alkaa surullisen kuuluisista "penturokotuksista", kuten niin monet tarinat. Se sai penturokotukset ensimmäisen elinvuotensa aikana ja ennen omistajanvaihdosta. Se ei saanut tehosterokotuksia. Kuitenkin vuonna 2005 Winnien oli ylitettävä Yhdysvaltojen ja Kanadan raja, ja se sai pakollisen rabiesrokotuksen. Winnie steriloitiin vuonna 2010 7-vuotiaana, juuri ennen minulle tuloaan.

Winnie kärsii kroonisesta kutisevasta ihosta ja paksusta tahmeasta eritteestä korvissaan; se on kärsinyt näistä oireista suurimman osan elämästään. Minä uskon, että syynä ovat sen saamat rokotukset, koska se elää muuten "puhdasta" elämää. Uskon myös, että asiaan liittyy sen sukulinjan rokotetuilta esi-isiltä ja -äideiltä perittyjä geneettisiä miasmoja. Minä olin onnekas ja sain tavata ihmisiä, jotka tietävät homeopatiasta, ja he valaisivat asiaa minulle. Kukaan tavallisen lääketieteen edustaja EI KOSKAAN vihjannutkaan rokotteiden tuhoisiin vaikutuksiin, jotka tunnetaan rokotevaurioina.

Vuosien saatossa Winnie on saanut jonkin verran helpotusta oireisiinsa useiden akupunktiohoitojen, kiropraktisten sekä homeopaattisten hoitojen sekä ravintolisien ansiosta. Se ei kuitenkaan koskaan ole ollut täysin vapaa kutinasta tai happamista, hiivaisista korvista. Viimeisten vuosien aikana sille on kehittynyt muutamia rasvapatteja, ihosyyliä sekä kysta silmän yläluomeen. Silmäluomen kysta pieneni huomattavasti, kun Winnie sai homeopaattista ainetta virtsanpidätyskyvyttömyyteen (melko uusi käänne).

Winnielle kehittyi virtsarakontulehdus tammikuussa 2013, josta virtsanpidätyskyvyttömyys alkoi. Virtsanpidätyskyvyttömyys saatiin hallintaan tarkasti määrätyllä homeopaattisella aineella sekä akupunktiolla, mutta lääkeaine ja akupunktiohoito pitää tarvittaessa uusia. Uskon, että Winnien oireet ovat tulosta sen kärsimistä rokotusvaurioista.

Ilman rokotuksia ja niistä seurannutta hiivaa ja kutinaa sekä rakkotulehdusta/virtsanpidätyskyvyttömyyttä, Winnie olisi elänyt harvinaisen tervettä elämää ja käynyt vain harvoin eläinlääkärissä. Raakaruokittu koira, joka saa tarvittaessa homeopaattista ja muuta luonnonmukaista hoitoa sekä rakkautta ja liikuntaa, seisoo todellisen terveyden vakaimmalla perustalla.

Tavoitteenani on jatkaa tällä luonnonmukaisella polulla ja auttaa Winnietä elämään niin mukavaa ja tervettä elämää kuin se vain voi vanhemmilla vuosillaan elää. Olen niin kiitollinen tästä luonnonmukaisesta tiestä, jonka olen löytänyt hoitooni luotettujen eläinten sekä sellaisten ihmisten kuin tri Bloomerin, tri Falconerin ja

Aleks Mikicin kautta, sekä monien muiden, joiden viisaus ja anteliaisuus asiantuntemuksensa ja tietojensa jakamisessa on ollut ensiarvoisen tärkeää todellisen terveyden ylläpitämisessä ja saavuttamisessa. Toivon suuresti, että kaikki lähtevät tälle polulle hoitamaan kehoa – kaikkia kehoja – tavalla, jolla niitä kuuluisi hoitaa, kunnioittaa ja niihin kuuluisi luottaa.

Woodyn tarina, kirjoittanut Carole Milligan

Ensimmäinen tanskandoggimme Tigger oli 11,5-vuotias kuollessaan kesäkuussa 2009. Se oli ihana ja rakastava kumppani. Surtuamme sen menetystä mieheni ja minä päätimme, että meillä oli tilaa uudelle koiralle sydämissämme ja elämässämme. Tutkimme useiden tanskandoggikasvattajien nettisivuja ja löysimme kasvattajan, jolla oli pentuja tarjolla sopivan ajomatkan päässä.

Miehelläni ja minulla on aina ollut koiria perheessämme, sekä lapsuudessamme että mentyämme naimisiin. Tunsimme ainoastaan tavanomaisen tavan hoitaa koiraa, eli sen että syötimme kuivamuonaa tai tölkkiruokaa ja kävimme vuosittaisissa rokotuksissa eläinlääkärillä. Kasvattaja, jonka pennuista kiinnostuimme, oli luonnonmukainen kasvattaja, mistä emme olleet kuulleet sen lähes kuudenkymmenen vuoden aikana, jona meillä oli ollut koiria. Raakaruoan syöttäminen koirille kuulosti erittäin

81

järkevältä, koska Tigger oli vanhemmalla iällään kieltäytynyt teollisesta ruoasta ja syönyt vain lihaa.

Mielestämme kuulosti myös erittäin järkevältä, että kun koirille syötetään lajityypillistä ruokaa, niiden immuunijärjestelmä olisi vahva ja ne pystyisivät taistelemaan sairauksia vastaan. Suostuimme kasvattajan sopimukseen, jossa eriteltiin, että ostamamme pentu söisi raakaruokaa eikä sitä rokotettaisi.

Elokuun lopulla 2009 matkustimme kasvattajan luokse hakemaan uuden perheenjäsenemme, Woodstockin. Woody on todella ihastuttava koira. Se on leikkisä ja hellä, tulee hyvin kissojen kanssa toimeen ja on älykkäämpi kuin yksikään aikaisemmista koiristamme. Näemme uskomattoman eron sen kykyjen ja kaikkien rokotettujen koiriemme kykyjen välillä.

Woodylla on todistetusti lajityypillisen ruokinnan lupaama vahva immuunijärjestelmä. Kun se oli viiden kuukauden ikäinen, se altistui parvolle koiralta, joka oli rokotettu parvoa vastaan. (Tiesittekö, että sekä ihmiset että eläimet erittävät viruksia rokotusten jälkeen ja että ne ovat tarttuvia? Niin ne tekevät, ja ne ovat.) Woody oli muutaman päivän sairas, ja sillä oli parvon oireet, mutta alle viikossa sen elimistö oli kohdannut haasteen menestyksekkäästi, ja se toipui sairaudesta. Nyt sen immuunijärjestelmä on vielä vahvempi, ja sillä on luonnollinen immuniteetti parvoa vastaan. Jos sillä tehtäisiin pentuja, se välittäisi luonnollisen immuniteetin jälkikasvulleen.

Woodyn ollessa noin kaksivuotias aloimme nähdä punaisen polyypin ilmestyvän joka kerran, kun se ulosti. Veimme sen eläinlääkäriin tutkittavaksi. Eläinlääkärin diagnoosin mukaan Woodylla oli peräsuolen polyyppi. Eläinlääkäri kertoi olevansa erittäin hämmästynyt, että näin nuorella koiralla oli tämäntyyppinen kasvain. Tiesimme polyypista, koska se oli näkyvissä, mutta emme voi tietää, onko Woodylla muita sisäisiä kasvaimia.

Woody on ensimmäistä luonnollisesti kasvatettua sukupolvea emänsä puolelta ja toista luonnollisesti kasvatettua sukupolvea isänsä puolelta. Vaikka sitä ei ole rokotettu, sen suvun aikaisempia sukupolvia on rokotettu. Uskomme, että sen esi-isien rokotusvaurioita on siirtynyt sukupolvien mukana siihen. Meillä on lisätodisteita tämän uskomuksen tueksi, koska tiedämme, että ainakin yhdellä Woodyn sisaruksista on myös rokotusvaurioita. Woodyn veli Meshach kärsii kohtauksista, jotka alkoivat sen ollessa vain kahdeksan kuukauden ikäinen. Toivomme, että syöttämällä kunnollista ruokaa, poistamalla myrkkyjä ympäristöstä ja seuraamalla luonnollisia terveyden lakeja Woody saa olla kanssamme vielä useita vuosia.

Kirjoittajasta:

Carole Milligan on lihaa syövien lemmikkien terveysvalmentaja, joka antaa konsultaatioita kissojen ja koirien terveyteen liittyen. Carolen artikkeleita on julkaistu *American Council of Naturopathy* – uutislehdessä.

Pisteiden yhdistäminen: Fridge, Shadrach ja Meshach,

kirjoittanut tri Kim Bloomer, eläinnaturopaatti

Fridge

Söpö, pörröinen, sisukas ja itsevarma – sellainen oli kultaisennoutajan pentuni Fridge ensimmäisenä päivänään meillä. Silloin vuonna 1986 amerikkalaisen jalkapallon Chicago Bears - joukkueen "jääkaappi-Perry" oli tunnettu tukimies. Fridge oli pentueensa suurin pentu, joten kasvattaja antoi sille nimeksi Fridge. Minusta nimi oli söpö, joten pidin sen, etenkin kun Fridge jo totteli sitä.

Kun olimme hakeneet sen kasvattajalta, se laittoi heti ihanan pikku päänsä rinnalleni ja nukahti lyhyen kotimatkan ajaksi. Rakastuin siihen välittömästi! Fridge oli edelleen itsevarma ja hellä minua kohtaan – mutta surukseni ei kaikkia muita kohtaan, kun sen rokotusohjelma oli aloitettu.

Fridgen kasvattaja antoi sen minulle lahjaksi. Työskentelin silloin teknikkona eläinlääkäriasemalla, joten hän oletti, että tarjoaisin pennulle hyvän kodin. Olen varma, että vakuutin hänelle tekeväni niin, ja olen myös varma, että luulin tekeväni niin. Aloitin penturokotukset vähän sen jälkeen, kun Fridge oli tullut minulle. Kolmen kuukauden ikäisenä Fridge oli saanut kolmet penturokotukset sekä rabiesrokotuksen. Uskoin todella rokotusohjelman tarjoavan suojaa ja immuniteettia. Fridge oli se koira, joka auttoi minua heräämään tuosta valheellisesta unesta.

Rakastin Fridgeä kiivaasti. Henkilökohtainen elämäni oli raunioina sen ensimmäiset elinvuodet, mikä sai minut vain rakastamaan sitä entistä enemmän käydessämme yhdessä läpi haasteita. Huolimatta siitä, kuinka surullinen olin tai mitä kamppailuja kävin, Fridge oli aina läsnä rauhoittaen ja rakastaen minua. Toivon, että olisin voinut tietää, miten olisin voinut osoittaa kiitollisuuttani paremmin tälle fiksulle, hauskalle ja rakastavalle pojalle – ainakaan rokotteet eivät koskaan poistaneet sen huumorintajua tai sen omia ihmisiään kohtaan osoittamaa rakkautta.

Ensimmäisen rabiesrokotuksen jälkeen Fridgellä alkoi olla useita ongelmia. Se ei ollut enää se hellä ja rento kaveri, joka se oli ollut ennen rokotuksia. Ensin se alkoi saada petit mal -kohtauksia. Sitten se muuttui aggressiiviseksi muita koiria kohtaan. Kovat äänet, ukkonen, ilotulitteet ja muut vastaavat asiat vaikuttivat siihen suuresti. Se sai totaalisen paniikkikohtauksen ja yritti piiloutua käsillä olevien pintojen alle myrskyn tai ilotulitusten aikaan. Jopa imuri vaikutti siihen.

Joku voisi väittää, että syy oli huonossa kasvattajassa tai koiran omituisuudessa. Tiedän paremmin – muistan sen hellyyden ja kiltteyden ennen rokotuksia. Tunnen sen sukupuun. Sen sukupuu koostui pitkälle taaksepäin erittäin kilteistä ja rennoista tottelevaisuuskisojen voittajista.

Fridge muuttui myös yliseksuaaliseksi – tuon piirteen olen nähnyt toistuvasti rokotetuissa koirissa riippumatta siitä, ovatko ne leikattuja. Ei ollut kyse vain nuoren koiran hormoneista. Käyttäytyminen oli liioiteltua, ei sellaista, miten normaali, terve koira käyttäytyisi jatkuvasti. Fridge halusi joko aloittaa tappelun toisen uroksen kanssa tai yritti peräänantamattomasti astua jokaista lähelle tulevaa narttua. Tämä käytös jatkui koko sen elämän ajan.

Pidän hetken taukoa ja jaan ystäväni, eläinlääkäri Patricia Jordanin lainauksen (jonka saan jakaa hänen luvallaan) liittyen tähän "rotu/genetiikka"-asiaan. Rohkaisen lukijoita tutustumaan termiin "epigenetiikka":

"Elohopea ja alumiini ovat itsessään PROTEIININ MUTATOIJIA ja DNA on PROTEIINIA! Toisilleen sukua olevat genomit reagoivat

SAMALLA TAVALLA, siispä rodut, joilla on samankaltaiset genomit, reagoivat hyökkäykseen samalla tavalla, jolloin NÄYTTÄÄ siltä, että kyseessä on rodun tai joukon ominaisuus, mutta todellisuudessa kyse on TOISILLEEN SUKUA OLEVIEN GEENIEN VAURIOSTA: krooninen ripuli, loistartunnat, vuotavan suolen syndrooma, ruoka-aineallergiat, IBD, haimatulehdus, haimasyöpä, anaalirauhasten tulehdukset ja niin edelleen, ovat kaikki autoimmuunisairauksia eli rokotteiden aiheuttamia."

Ajan kuluessa aiheutin Fridgelle kaksin verroin vahinkoa syöttämällä sille nappuloita sen lisäksi, että se joutui vuosittaisen rokotushyökkäyksen kohteeksi. Sillä oli erinäisiä terveysongelmia: allergioita, toistuvia hotspotteja, lipoomia, verikorvia, hiivatulehduksia korvissa, kuulon alenemaa, jne. Vuosien saatossa kävimme tosi usein eläinlääkärillä. Fridge sai yhä uudestaan samoja lääkkeitä – kortisonia ja/tai antibiootteja. Emme kuitenkaan koskaan päässet kiinni syyhyn, MIKSI näitä ongelmia ilmeni.

En edelleenkään yhdistänyt ongelmia rokotteisiin. Huomasin kyllä, että kodissa tai pihalla käytetyt torjunta-aineet saattoivat laukaista kouristuskohtauksen – molemmissa on neurotoksiineja, joten ei ole yllättävää, että torjunta-aineet aiheuttivat niitä.

Fridgen elämän loppua kohti (itkin todella paljon viimeisenä vuonna seuratessani sen kunnon tasaista huononemista) sen kohtaukset kestivät 2 – 3 minuuttia. Luojan kiitos sillä ei koskaan ollut yhtään grand mal -kohtausta. Petit mal -kohtaukset olivat jo tarpeeksi hermoja raastavia. Kun olin vihdoinkin yhdistellyt asioita mielessäni, päätin lakata käyttämästä torjunta-aineita ja ryhtyä luomupuutarhuriksi. Olen kiitollinen, koska siitä alkoi tieni kohti luonnollisempaa elämäntapaa meille kaikille! Surullista kyllä, rakas erityinen poikani Fridge ei elänyt kauaakaan viimeisen rokotuksensa jälkeen, jonka se sai pari kuukautta ennen kuolemaansa. Vaikka se oli hauraassa kunnossa, en silti VIELÄKÄÄN nähnyt asioiden yhteyksiä; viimeinen rokotus nitisti sen. Sen kunto heikkeni todella nopeasti sen jälkeen.

Fridge oli menettänyt suurimman osan kuulostaan kahdenteentoista ikävuoteensa mennessä. Tiedän, että ihmisten mielestä se eli melko hyvän, pitkän elämän. Ihmiset ymmärtäisivät, ettei se olekaan niin hieno asia, jos he tietäisivät, että koirien kuuluisi elää paljon kauemmin. On ällistyttävää, että se eli niinkin vanhaksi, ottaen huomioon toistuvien rokotusten ja roskaruokavalion hyökkäykset sen elimistöä vastaan. Todennäköisesti aikaisemmat sukupolvet eivät joutuneet sellaisen hyökkäyksen kohteeksi eivätkä siten siirtäneet sitä eteenpäin – kerron siitä lisää Meshachin tarinassa.

Fridgen viimeisten vuosien aikana sen heikkenevästä terveydentilasta oli nähtävissä useita merkkejä, joita minä kuitenkin kieltäydyin näkemästä. Ikään kuin olisin ajatellut, että jos en hyväksyisi sitä, sitä ei tapahtuisi. En kuitenkaan myöskään tehnyt mitään toisin auttaakseni sitä kokoamaan voimansa ja paranemaan.

Toistin samoja asioita uudestaan ja uudestaan odottaen erilaista lopputulosta – Albert Einstein on sanonut, että se on hulluuden määritelmä, ja olen nykyään hänen kanssaan samaa mieltä!

Kun Fridge ei enää kyennyt nousemaan ylös omin voimin, ei edes käydäkseen ulkona pissalla, tiesimme hetken koittaneen. Se oli lakannut syömästä ja juomasta. Fridge ei koskaan jättänyt aterioita välistä, joten se oli varma merkki. Kielsin edelleen kaiken ja yritin antaa sille vettä ja sitä roskaruokaa, ikään kuin se olisi jotenkin auttanut. Se makasi paikallaan ja hengitti raskaita hengenvetoja, joita me kaikki vedämme, kun olemme hitaasti kuolemassa.

Vuosia myöhemmin sain tietää eläinlääkäriystävältäni, joka erikoistuu saattohoitoon, että koska Fridge oli jo kuoleman kielissä, olisin vain voinut antaa sen luisua pois omilla ehdoillaan, omassa kodissaan ilman stressiä. Mutta olin edelleen "hoitajamoodissa" ja luulin, että se oli vietävä eläinlääkäriin lopetettavaksi. Kaikki se stressi äänekkäällä klinikalla, joka oli samanlainen paikka, josta sen elämän pituinen huono terveys oli saanut alkunsakin.

Mielestäni tarvitsemme klinikoita hätätapauksia varten, mutta emme paljon muuhun. Fridge oli jo kaiken kärsimyksen tuolla puolen ja päästämässä irti omillaan – en vain tiennyt sitä. Kello neljältä iltapäivällä tammikuun 18. päivänä 1999 sanoimme lopulliset jäähyväiset kallisarvoiselle, uskolliselle, rokotteiden vahingoittamalle pojallemme.

Fridgestä voisi kertoa niin paljon enemmänkin, mutta tosiasia on, että se kärsi rokotevaurioista. Hautasimme sen vuorilla ystäväni mökillä sen lempipaikkaan. Ystäväni ei enää asu siellä, mutta Fridgellä on seuranaan kaikki hänen entiset koiransa ja kissansa sekä rakas rokotevaurioinen kissani, Misse. Fridgen muisto säilyy aina sydämessäni. Toivon vain, että minulla olisi ollut enemmän tietoa. Ikävöin sitä valtavasti, eikä mikään helpottanut suruani. En yksinkertaisesti uskonut voivani rakastaa toista koiraa sen jälkeen. Tiesin myös syvällä sisimmässäni, että olin epäonnistunut sen hoitajana tietämättömyyteni takia.

Minulla oli NIIN paljon opittavaa, ja olin aloittamassa tuon intensiivisen matkan 11 kuukauden kuluttua Fridgen kuolemasta. Sydämeni oli niin särkynyt, että vietin 11 kuukautta ilman koiraa, ennen kuin pystyin edes harkitsemaan uuden koiran ottamista elämääni. Ikävöin Fridgeä joka päivä, mutta olin alkanut myös lukea vaihtoehtoisemmista tavoista hoitaa koiria – en vielä tiennyt valmistautuvani siihenastisen elämäni suurimpaan muutokseen, joka saapui napolinmastiffin pennun muodossa. Annoimme sille nimeksi Shadrach.

Shadrach

Fridge tuli elämääni hellästi ja ihanasti, mutta Shadrach törmäsi elämääni nuorena, rikkinäisenä, kaltoin kohdeltuna ja laiminlyötynä nuorukaisena joulukuun 18. päivänä 1999. Mieheni rakastui Shadrachiin oitis, mutta en voi sanoa samaa itsestäni. Se oli niin laiha, haiseva ja erilainen kuin kaunis kultainennoutajani, Fridge. En tiennyt vielä, että tämä koira, sininen brindle napolinmastiffi, tulisi kääntämään elämäni ylösalaisin, enkä enää koskaan olisi samanlainen. Se oli ruma ankanpoikanen, joka odotti muuttumistaan todelliseksi joutseneksi rakkauden ja huolenpidon avulla.

En kerro hirveän yksityiskohtaisesti Shadrachista tässä kohtaa tarinaani, koska olen kirjoittanut siitä paljon kirjassani *Animals Taught Me That*. Kerron vain, mitä tapahtui jälleen kerran MINUN takiani. Muistathan, että en ollut vieläkään yhdistänyt mielessäni asioita rokotuksiin.

Shadrach oli tunnetasolla täysin lukossa, kun saimme sen. Minun piti tehdä töitä yhteyden luomiseksi. Tehtyäni töitä sen kanssa sen kaunis persoonallisuus alkoi kukoistaa, ja se oli kuninkaan kokoinen kuten Shadrachkin! Se oli niin hauska ja puhelias koira, ja sillä oli vahvat mielipiteet, kun se vihdoin tajusi, että sillä sai olla mielipiteitä – ja voi pojat, että siltä niitä löytyi!

Surukseni minun on kerrottava, että aloitin penturokotukset jo ennen kuin se oli täysin toipunut aliravitsemuksesta ja terveysongelmistaan. Sillä oli kaikenlaisia ongelmia, kuten munuaisongelmia, kun se tuli minulle. Aloitin velvollisuudentuntoisena rokotushyökkäykset lähes välittömästi. Annoin myös kastroida Shadrachin, kun se oli nippa nappa puolivuotias, mikä pahensi sen terveysongelmia myöhemmällä iällä.

Ennen kuin ymmärsin täysin seuraukset, Shadrach sai kolme rabiesrokotusta. Siinä vaiheessa, kun lakkasin rokotuttamasta sitä, sen terveys oli jo hitaasti huononemassa. Sille tuli pankreatiitti ja lopulta diabetes (voitte lukea siitä lisää tri Jordanin lainauksesta). Lisäksi, saatuaan kennelyskätartunnan koirakaveriltaan puistossa päivittäisillä leikkitreffeillään, Shadrach sai kennelyskärokotteen kuuden kuukauden välein muutaman vuoden ajan. Sekä Shadrach että sen koirakaveri oli rokotettu kennelyskää vastaan, mutta se ei todellakaan estänyt niitä saamasta tartuntaa – eikä se olisi voinutkaan estää, kuten olen myöhemmin saanut tietää.

Kaikki tämä vain lisäsi Shadrachin vuosien varrella kokemia terveysongelmia, joihin kuului lääkkeiden aiheuttama keuhkokuume, joka aiheutui antibioottien antamisesta johonkin sellaiseen, minkä syytä eläinlääkäri ei pystynyt määrittämään. Tuon tapahtuman jälkeen päätin hoitaa Shadrachia niin luonnonmukaisesti kuin mahdollista. Sen jälkeen aloin tehdä tutkimustyötä ja oppia asioista. Sen takia päätin alkaa opiskella sekä ihmisten että eläinten luontaishoitoja. Siksi teen nyt tätä työkseni.

Päätin, että Shadrachin kokema kaltoinkohtelu eläinlääkäriasemalla olisi viimeinen kerta, kun se joutuisi kärsimään ihmisten käsissä. Se oli kärsinyt ennen meille tuloaan, omassa hoidossani rokotteiden ja lääkkeiden takia sekä eläinlääkäriasemalla. Minulle RIITTI. Päästin irti peloistani sekä aikaisemmasta koulutuksestani ja päätin todella oppia totuuden ja mitä voisin tehdä paremmin.

Tiedän, että tässä on syy, miksi Shadrach tuli elämääni. Sen elämällä oli merkitystä. Aloin kirjoittaa blogia sen näkökulmasta. Sen ansiosta todella monet ihmiset kuuntelivat minua. He alkoivat syöttää raakaruokaa ja lopettivat rokotukset ja lääkkeet. He alkoivat hoitaa koiriensa terveyttä. Eivät aivan kaikki tietenkään, mutta kun Shadrach kuoli, minulle satoi rakkautta ympäri maailmaa. Ennen sitä en tiennyt, että sillä oli ollut niin suuri vaikutus. Olen niin kiitollinen, että sen elämällä oli merkitys. Vaikka se ei ollutkaan täysin terve ja huolimatta sen kärsimästä varhaisesta kaltoinkohtelusta, laiminlyönnistä ja kaikista kemikaaleista, se eli lähes 12-vuotiaaksi. Uskon sen johtuvan luonnollisista hoitokeinoista, joita aloin käyttää yhdistettyäni asiat mielessäni. Huolimatta aikaisemmasta koulutuksestani, eläinlääkäreiden puheista tai jopa omasta mukavuudenhalustani heräsin ja päätin lakata toimimasta tavoilla, jotka eivät toimineet. Mieheni ja minä päätimme astua pois tieltä ja tarjota Shadrachille kaikkea, mitä se tarvitsi elääkseen mahdollisimman arvokasta elämää. Se ei enää koskaan saanut lääkkeitä sen jälkeen. Ei edes diabetekseen, joka sille kehittyi myöhemmin haiman vaurioitumisen takia kuivamuonan ja rokotusten seurauksena. Hoidimme diabetesta luonnonmukaisesti oikeanlaisella ravinnolla, ravintolisillä ja luonnonmukaisilla hoitokeinoilla. Ei siihen tarvittu ylen määrin lääkkeitä. Se hoitui minimalistisesti ja helposti.

Viimeisenä elinpäivänään huhtikuun viidentenä 2011 Shadrach kävi normaalilla kävelylenkillään. Se käveli totta kai jo hitaammin, ja sille piti pukea villapaita, koska sille tuli kylmä. Se nukkui pois luonnollisesti kotona aamulenkin ja myöhäisen aamiaisen jälkeen. Sen terveys oli huonontunut nopeasti edellisten kuukausien aikana. Viimeisen kiropraktisen hoidon (joita se sai muutaman vuoden ajan säännöllisesti) jälkeen tiesin, ettei kestäisi kauaa. Toivoin, että se kuolisi nukkuessaan, mutta se kuolikin päivällä. Olimme sen kanssa. Se ojensi tassunsa minua kohti maatessani sen vierellä silittämässä sitä. Se katsoi minua silmiin, ja sitten Donnieta. Se otti muutaman syvän hengenvedon ja oli sitten poissa.

En koskaan unohda tätä todella upeaa koiraa. Se muutti elämäni kaikin tavoin, jopa ihmisten terveyttä koskevat käsitykseni. Terveyteni on parempi kuin kolmekymppisenä. Tiedän , että se johtuu kaikesta, mitä opin Shadrachin kanssa.

Tulisin pian oppimaan lisää. Jos olisin tiennyt, olisin halunnut jättää nuo oppitunnit väliin.

Meshach

Kun Shadrachin kuolemasta oli kulunut viikko, ystäväni Kim kysyi minulta, voisiko hän antaa minulle lahjaksi yhden koiranpennun tulevasta pentueestaan. Siihen aikaan hän kasvatti tanskandoggeja yhdessä siskonsa kanssa. Olin ällistynyt ja innoissani, koska tanskandoggi on ollut lempirotuni 18-vuotiaasta lähtien. Hän pyysi minua rukoilemaan asiaa ja juttelemaan Donnien kanssa. Donnie ei ollut kiinnostunut jälleen uuden jättirotuisen koiran hankkimisesta, koska hän oli vielä niin vereslihalla Shadrachin menettämisen jälkeen. Puhuin hänet ympäri viikossa. Pennun saapumiseen menisi vielä neljä kuukautta, joten meillä oli aikaa surra, sopeutua ja valmistautua.

Meshach saapui pentuetovereidensa kanssa kotiovellemme eräänä kuumana elokuun aamuna 2011. Kasvattaja Barbie, joka hoiti pentujen syntymän, oli matkalla Arizonaan pentujen kanssa jättäen samalla pentuja uusille omistajilleen matkan varrella. He olivat jo käyneet Oklahomassa tapaamassa Kimiä ja hänen siskoaan Zeetä – punnitsemassa painoja, hoitamassa korvat, arvioimassa persoonallisuudet ja niin edelleen, jotta he pystyivät paremmin arvioimaan, mikä pentu sopi kullekin ihmiselle. Tiesin, että haluamamme pentu, Meshach, oli näyttelylaatuinen. En uskonut, että sitä annettaisiin meille. Yllätyin todella paljon, kun se valittiin minun pennukseni, koska sydämessäni olin jo valinnut sen itselleni viikoittaisista valokuvista. Tiesin, että meidät oli tarkoitettu yhteen. Lopputulos alkoi kuitenkin tuntua helvetilliseltä – ei Meshachin takia, vaan ihmisten sille antamien rokotusten haittojen takia.

Se oli söpöin ja silti hiljaisin pentu, joka minulla on koskaan ollut. Kun sen sisarukset olivat paikalla, se ei juossut ympäri pihaa tutkien kaikkea tai yrittänyt nuolla minua kuoliaaksi! Se istui hiljaa nuuhkimassa asioita. Kun tarjolla oli ruokaa, se ei taistellut päästäkseen keskemmälle, vaan otti vain sen verran kuin pystyi. Yksi syy, miksi se valittiin minun pennukseni, oli sen helppo ja hiljainen luonne. Kun kasvattaja ja pentuetoverit lähtivät, se juoksi hermostuneena ympäri pihaa ja taloa yrittäen etsiä niitä. Minua suretti nähdä se niin järkyttyneenä, joten otin sen syliini. Kylvetimme sen, koska pennuille oli varmasti automatkalla sattunut vahinkoja. Siispä se pääsi kylpyyn, ja sitten kiedoin sen pyyhkeeseen ja menin makaamaan sen viereen Shadrachin isolle sohvalle. Meshach nukahti nopeasti, ja kun se heräsi, siitä tuli välittömästi erottamaton ystäväni lyhyen elämänsä ajaksi.

Meshachin pentue oli ensimmäisen sukupolven luonnonmukaisesti kasvatettu pentue. Se tarkoitti ensimmäistä sukupolvea, joka kasvatetaan lajityypillisellä raakaravinnolla eikä saa kemikaaleja tai rokotteita. Olin innoissani siitä, koska ajattelin sen lähes takaavan terveen, pitkäikäisen koiran, vaikka tiesinkin, että voi kestää useita sukupolvia, ennen kuin vahingot kumoutuvat. Jostain syystä en uskonut sen pätevän Meshachiin tai minun elämääni. Olin saamassa selville, kuinka väärässä olinkaan.

Viittaan taaksepäin kertomukseeni siitä, mitä on epigenetiikka, sekä tri Jordanin kommenttiin genetiikasta yleensä ottaen. Kaikki aiheuttamamme vahinko on kumulatiivista, ja siirretään seuraaville sukupolville. Luonnonmukaiset kasvattajat tietävät tämän, mutta heidän on aloitettava jostakin. Siksi Meshachin tarina on otettava mukaan tähän kirjaan, vaikka en pystykään todistamaan, että sen ongelmat johtuivat aikaisemmista sukupolvista, jotka rokotettiin ja kasvatettiin kuivamuonalla. Tiedän vain, että Meshachin kohtalona oli olla yksi kaameista esimerkeistä siitä sukupolvien välisestä tuhosta, mitä erityisesti rokotteet aiheuttavat.

Ennen kuin jatkan, viittaan Aleksandran ytimekkääseen väittämään tässä kirjassa:

" Jos rokotamme jokaisen yksittäisen eläimen emmekä salli niiden kehittää omaa immuniteettia, estämme tehokkaasti immuniteetin siirtämisen seuraaville sukupolville. Rokote valmistetaan aina viruksen kaikkein ärhäkimmästä muodosta, koska lääketehtaat tarttuvat toimeen juuri silloin, kun tautia alkaa esiintyä ja pelkokerroin on korkeimmillaan. Kun kyseinen virus luonnossa mutatoituisi vähemmän ärhäkkään muotoon, se ei tee niin rokotteessa. Useiden sukupolvien eläimiin siis injektoidaan viruksen pahinta muotoa ja niiltä riistetään niiden luonnollinen immuunivaste, joka olisi siirretty tuleville sukupolville. Sen sijaan tuleville sukupolville siirretään epämuodostunutta DNA:ta, ja seurauksena on lajin tuhoutuminen. Rokotetut emät eivät siirrä eteenpäin laumaimmuniteettia, mikä asettaa pennut suurempaan vaaraan saada tarttuva tauti, kun ne ovat vielä erittäin nuoria. Yrittäessämme pelastaa yksittäisiä eläimiä, tuhoamme tosi asiassa koko lajin. Terve eläinlaji pystyy selviytymään hengissä ilman ihmisen puuttumista asiaan, ja me otamme eläimiltämme tämän kyvyn pois."

Huomasimme Meshachissa saman tien useita asioita, jotka olivat erilaisia. Sitä oli erittäin vaikea opettaa sisäsiistiksi. En ollut koskaan kokenut sitä niin vaikeaksi pennun kanssa. Meshachin kanssa se kesti kaksi kertaa niin pitkään kuin muiden omistamieni pentujen kanssa. Teimme kaiken voitavamme, mutta ihan kuin se ei vain olisi käsittänyt koko asiaa. Kun se vihdoin oppi asian, sitä kehuttiin NIIN paljon! Rakastin sitä todella paljon. Tämä poika haastoi kaikki minun olemukseni eri puolet. Se oli hauska ja söpö, mutta koska se ei koskaan ymmärtänyt, mitä "tuhma" tarkoitti, opimme vain työskentelemään Meshachin parametrien sisällä.

Sillä piti aina olla samat rutiinit, minkä luulin johtuvan vain siitä, että koirat yleisesti ottaen pitävät rutiineista. Mutta Meshach toimi koko ajan saman kaavan mukaisesti. Se tuli sisään takapihalta ja meni keittiöön (meillä on avoimet huoneet), sitten sieltä olohuoneeseen, sen sijaan että olisi mennyt suoraan sinne. Sen piti päästä aamuisin ulos katsomaan, kun naapurin lapset lähtivät kouluun (se näki heidät takapihaltamme, koska meillä on hevosaitaus). Jos se ei päässyt ulos katsomaan lasten lähtöä, se alkoi hermostuneesti kävellä ympäriinsä ja vinkua.

Huomasimme sen olevan myös erityisen älykäs. Meistä ei tuntunut, että olisimme eläneet koiran, vaan pikkupojan kanssa – enkä minä todellakaan pidä eläinten inhimillistämisestä. Näimme, miten

Meshach seurasi naapurin poikien pallopelejä eräänä iltapäivänä. Seurasimme tilannetta hiljaa ikkunasta, jotta se ei näkisi meitä. Sillä oli iso pallo pihalla, jolla se sai leikkiä. Se katseli lapsia ja heitteli sitten palloa yrittäen matkia heitä. Sitä oli kiehtovaa seurata.

Meshach ja minä kävimme pitkillä kävelyillä päivittäin. Se oppi tulemaan luo, kun vihelsin. Oli se minkälaisessa pusikossa tahansa, se kiisi aina luokseni kuullessaan vihellykseni. Alussa annoin sille palkinnon, mutta jonkin ajan kuluttua siihen tarvittiin ainoastaan vihellys. Aina kun kävelimme roikkuvien oksien ohi, se hyppäsi ilmaan kuin pikkupoika, yrittäen ottaa ne suuhunsa. Se vaikutti minusta aina niin ihmismäiseltä, ja se huvitti minua joka kerta.

Sillä oli pieniä ongelmia, kuten korvatulehdus, joka ei koskaan tuntunut paranevan. Eräänä päivänä se sairastui ja vain nukkui kolme päivää. Se ei enää halunnut syödä tiettyjä raakaruokia, kuten sisäelimiä – sillä ei koskaan aiemmin ollut ollut ongelmia niiden suhteen. Tämä kaikki alkoi teini-iässä.

Tiedän monien ihmettelevän, miksi en tehnyt tiettyjä asioita, mutta uskon kokonaisterveyteen. Se tarkoittaa mielestäni eläimen jättämistä leikkaamattomaksi. Yleisen uskomuksen vastaisesti eläimet eivät synny ylimääräisten osien kera. Tämä aihe kuuluu kuitenkin eri kirjaan. Kuvittelin näiden olevan normaaleja ongelmia pennun kasvaessa, kun sen immuunijärjestelmä kohtaisi haasteita ja vahvistuisi. Olenkin varma, että asia on niin, mutta koska Meshachin elimistössä oli aiemmilta sukupolvilta perittyjä heikkouksia, tilanne ei ollut hyvä.

Eräänä iltana, kun valmistauduin nukkumaan, kuulin sängyn jalkopäästä äänen. Meshach nukkui siellä omalla pedillään, joka oli sängyn päädyn vieressä lattialla. Luulin Meshachin olevan vain oma hassu itsensä, koska se otti usein jonkin monista leluistaan ja alkoi painia sen kanssa päästellen hassuja ääniä. Näkemäni sai minut kaatumaan polvilleni. Meshachilla oli raju grand mal -kohtaus, joka kesti reilut kaksi minuuttia. Olin täysin sokissa. En ollut nähnyt grand mal -kohtausta sitten eläinlääkäriasemalla työskentelyni. Minun teki aina pahaa omistajien puolesta. On TÄYSIN erilaista ja paljon kammottavampaa, kun kyseessä on oma koira. Meshach oli vasta kahdeksan kuukauden ikäinen.

Kun aloin pitää kirjaa Meshachin kohtauksista, ainoa asia, jonka panin merkille ennen sen ensimmäistä kohtausta, oli että se joskus ylikuumeni leikkiessään kahden labradoriystävänsä, Charlien ja Zeuksen kanssa, jotka asuivat parin talon päässä meistä. Oli vasta maaliskuu, mutta kevät oli tullut epätavallisen aikaisin ja sää oli ollut lämmin. Ajattelin, että minun oli parasta antaa niiden leikkiä aikaisemmin aamulla. Kuitenkaan Charlielle tai Zeukselle ei tullut kuuma, vaikka ne olivat mustia labradorinnoutajia.

Meshach ei koskaan saanut yhtäkään rokotusta. Se sai emän maidon jälkeen raakaruokaa. Sen elimistöön ei koskaan laitettu mitään kemikaaleja. Olin jo alkanut elää erittäin luonnonmukaista elämää siihen mennessä, kun se tuli meille. Emme käytä mitään myrkyllisiä kodinpuhdistusaineita, pihatuotteita tai hygieniatuotteita. (Useimmat niistä sisältävät myrkkyjä.)

Ennen meille tuloaan Meshach kasvatettiin samanlaisessa kodissa. Sen sisaruksilla oli joitakin pienempiä ongelmia, mutta ne selvisivät niistä. Meshachin vanhemmat olivat kuitenkin rokotetuista sukulinjoista, ja sen emä oli nuorena saanut rokotuksia. Muistathan, että Meshach oli ensimmäistä luonnonmukaisesti kasvatettua sukupolvea. Tuhot kasautuvat. Ne kumuloituvat kaikkiin rokotettuihin sukupolviin. Meshach maksoi siitä kalliin hinnan.

Seuraavien seitsemän kuukauden aikana kokeilin luonnonmukaista hoitoa. Aloitin jopa lääkkeet, kun se alkoi saada grand mal - kohtauksia ryppäissä. Meshach käveli kohtausten jälkeen ympäriinsä sumuisen oloisena muutamia tunteja (olihan sen aivoissa ollut pyörremyrsky). Se tuoksui kamalalta, kuin palaneelta. Se käveli seiniä päin, yritti raapia naamaansa tassuillaan ja huusi. Jokainen kohtaus oli pahempi ja kesti pidempään. Joskus se ei edes tiennyt, keitä me olimme, ja murisi meille. Toisinaan se muuttui yliseksuaaliseksi. Joskus se taas nukahti saman tien, herätäkseen jälleen pahempaan kohtaukseen tuntia myöhemmin.

Kun olimme pitkään yrittäneet hoitaa sitä lääkkeillä ja se oli vaikuttanut zombielta, se palasi omaksi itsekseen. (Onnistuimme siinä käyttämällä minimaalisen vähän lääkkeitä ja luonnollisia hoitokeinoja muun muassa maksan tukemiseksi.) Mutta sitä kesti vain kuusi viikkoa. Sen jälkeen kohtaukset palasivat entistä pahempana.

Meshachin viimeinen elinpäivä, syyskuun 17. vuonna 2012, oli kaikkein kamalin. Se sai ensimmäisen kohtauksen kello 23 edellisenä iltana. Kello 16:een mennessä seuraavana päivänä sitä rääkkäsivät jatkuvat kohtaukset, jotka saivat sen pyörimään ja pomppimaan ympäri huonetta avain kuin sille olisi annettu sähkösokkeja. Emme voineet antaa sen kärsiä enempää. Mikään mitä olimme kokeilleet, ei enää auttanut sitä – eivät mitään luontaislääkkeet, akupainanta, suuret annokset lääkkeitä, ei mikään. Hereillä ollessaan se vinkui ja raapi tassuilla päätään. Kohtausten välissä se nukkui, jos pystyi.

Kun veimme Meshachia autoon, se heilutti häntäänsä kipujensa keskellä. Kun lopulta saimme sen autoon, se alkoi saada taas uutta kohtausta. Olimme soittaneet etukäteen eläinlääkärille. Siellä meitä odotettiin paarien kanssa. Voisinpa sanoa, että Meshach nukahti ikuiseen uneen hellästi, että se tehtiin ja sen kärsimykset loppuivat.

Mutta niin ei käynyt. Se tuli kanssamme tutkimushuoneeseen siksi aikaa kun odotimme, että eläinlääkäri valmisteli tappavan lääkeannoksen, joka päästäisi sen maallisista kärsimyksistä. Meshach kulki edestakaisin. Olin suunniltani surusta. Tunsin valtavaa syyllisyyttä siitä, etten pystynyt auttamaan sitä. Meshach palasi aina luoksemme silitettäväksi, mutta alkoi sitten taas kävellä edestakaisin huoneessa.

Hoitaja tuli vihdoinkin sisään ja antoi Meshachille vahvan rauhoituksen. Sen avulla se nukkui ja lepäsi. Meshachin sydän oli kuitenkin niin vahva, että eläinlääkärin suorittama eutanasia kesti 20 minuuttia. Hän sanoi, ettei ollut koskaan nähnyt niin tervettä ja kaunista tanskandoggia. Kävelimme klinikalle mitä kilteimmän tanskandoggipojan kanssa. Kävelimme ulos kaulapanta ja talutushihna kädessämme, raskain sydämin.

Voit väittää, että syy oli geeneissä tai sairaudessa, mutta minä tiedän kyllä, mistä kaikki johtui. Ole hyvä ja tutki epigenetiikkaa ja rokotteita. Älä anna nykytilanteen määrätä uskomuksiasi. Tee kotiläksysi. Tein todella paljon tutkimustyötä etsiessäni ratkaisua Meshachille, ennen kuin se kuoli.

Olen siitä lähtien jatkanut tutkimustyötä ratkaisujen löytämiseksi, ja olenkin löytänyt joitakin hyviä ratkaisuja. Nykyään tekisin asiat eri tavalla, mutta jälkiviisaus ei auta mitään. Jos sallit minun kokemusteni auttaa itseäsi välttämään samat virheet, Meshach ei elänyt turhaan. Tutki rokotteiden yhteyttä epigenetiikkaan, ja luulenpa, että tulet yllättymään.

Rukoilen, ettet anna tämän planeetan upeimman eläinlajin tuhon jatkua vain siksi, että uskomme valheeseen.

Lopuksi haluan kertoa sinulle joitakin lainauksia, joiden avulla muistutan itseäni totuuden etsimisestä aina, kun lukkiudun uskomaan jotain, minkä totuudenperäisyyttä en ole varmistanut:

"Jokaisen sukupolven suurin keksintö on, että ihmiset voivat muuttaa elämänsä muuttamalla asenteensa mielessään." – Albert Schweitzer

"Ei ole häpeällistä olla tietämätön. On häpeällistä, jos ei ole halukas oppimaan." – Alison Croggon

"Tietoisuus on suurin muutoksen väline." – Eckhart Tolle

Kirjoittajasta:

Tri Kim Bloomer on eläinnaturopaatti, joka antaa neuvoja koirien ja kissojen ravitsemuksesta ja hyvinvoinnista. Lisäksi tri Kim on taitava bloggaaja, kirjoittaja, puhuja, podcastien pitäjä ja juontaja. Hän kertoo eläinten luonnonmukaisesta hoidosta ja on yksi *American Council of Animal Naturopathy* -yhdistyksen perustajista. Hän on kirjoittanut come kirjaa: *Whole Health for Happy Dogs, Animals Taught Me That* sekä *Essential Oils in Animal Care: A Naturopathic Approach.*

Tri Kimin artikkeleita on julkaistu erilaisissa julkaisuissa sekä painettuna että netissä.

Edisonin tarina, kirjoittanut Margaret Lunsford

Edison oli erittäin söpö pentu isäni koiran, Sheban, suuresta pentueesta. Se oli ihana pikku poika, ja sen turkissa oli ruskeita ja valkoisia laikkuja. Sen otsassa oli ruskea laikku, joka oli hehkulampun muotoinen, joten sen nimeksi tuli Edison. Se kiintyi minuun pentuna, ja vanhempani antoivat minun pitää sen, vaikka he etsivät kodit kaikille muille pennuille. Edison oli sekarotuinen. Sen suvusta löytyi stafforshirenterrieriä sekä bullterrieriä.

Toimin niin kuin kuvittelin olevan sen parhaaksi, ja se sai penturokotukset sekä vuosittaiset rokotukset. Edison kasvoi isoksi ja vahvaksi pojaksi, joka painoi lopulta lihaksikkaat 30 kiloa. Se rakasti ihmisiä ja autoajeluita kanssani. Se oli kaikkia kohtaan ystävällinen ja rakasti leikkimistä.

Kun Edison oli noin vuoden ikäinen, sen persoonallisuus alkoi muuttua. Kaikki tapahtui hitaasti ajan kuluessa, joten luulimme sen vain aikuistuvan. Huomasimme, että siitä tuli suojelevampi ja että se alkoi vahtia. Se alkoi murista, kun meille tuli vieraita, joten laitoimme sen ulos. Kun siskoni meni naimisiin ja muutti omaan kotiin, Edison ei enää tunnistanut häntä eikä hänen miestään. Edison seisoi ulkona lasisen liukuoven edessä ja tuijotti sisällä olevia ihmisiä, joita se piti vieraina. Se murisi heille lasin läpi, ja sen suusta valui kuolaa.

Sain vuosia myöhemmin tietää, että sen jälkeen kun siskoni sai lapsia, hän ei päästänyt heitä vanhempieni luo hoitoon, koska Edisonin käytös huolestutti häntä niin paljon. Hän salli siskonpoikani ja siskontyttöni tulla käymään vain, jos joko hän tai hänen miehensä oli paikalla vahtimassa, ettei Edison päässyt sisälle. Tiedän, että vanhempamme loukkaantuivat siitä, ettei hän tullut perheineen käymään useammin, mutta nyt tiedän, että hän ja hänen miehensä olivat huolissaan Edisonin arvaamattomasta käytöksestä.

En voinut enää ottaa Edisonia autoon mukaani. En voinut luottaa sen käytökseen. Se vahti koko ajan, tuijotti ihmisiä viereisissä autoissa ja murisi ja kuolasi ikkunassa. Vaikka oli kuuma päivä, en voinut avata auton ikkunoita, koska pelkäsin sen pääsevän ulos ja satuttavan jotakuta.

Lopulta sille kehittyi omituinen pakkomielle. Se alkoi jatkuvasti nuolla liukuovea. Sen suu vaahtosi. Kun se oli kanssani kahdestaan, se ei tehnyt niin. Jos minä olin koulussa tai töissä, se purki ahdistustaan nuolemalla ovea.

Vuonna 1982 minun piti lopetuttaa Edison sen ollessa 10-vuotias, koska sen vartaloon ilmestyi useita syöpäkasvaimia. Olin noudattanut uskollisesti eläinlääkärimme suosituksia ja rokotuttanut Edisonin vuosittain. Eläinlääkärimme ei osannut selittää Edisonin aggressiivista ja pakkomielteistä käytöstä. Mitä syöpään tulee, eläinlääkäri sanoi vain, että "sellaista sattuu monille". Eläinlääkäri väitti myös, että Edisonilla oli liian paljon testosteronia ja se olisi pitänyt leikkauttaa. Uskoin tuolloin eläinlääkärin puheisiin, mutta jälkikäteen ajateltuna luulen, että hän vain yritti keksiä selitystä Edisonin käyttäytymiselle.

Edisonin kuolemasta on kulunut lähes 33 vuotta. Ajattelen ja kaipaan ystävääni vieläkin. Jälkiviisaana luettuani paljon rokotevaurioista tajuan, että Edisonin persoonallisuuden muutos johtui rabiesrokotuksen aiheuttamista vaurioista. Syöpäkin luultavasti johtui rokotuksista.

Kunpa eläinlääkärilläni olisi ollut enemmän tietoa ja hän olisi ymmärtänyt, mitä koiralleni tapahtui. Tiedän, että Edison ongelmineen ei ole yksittäistapaus, koska olen kuullut samanlaisia tarinoita muiltakin. Olen kuullut ihmisten sanovan, että koirien täytyy olla kaltoin kohdeltuja tai että ne pitää opettaa olemaan aggressiivisia, mutta tiedän, ettei se ole totta.

Edisonia ei koskaan kohdeltu huonosti, eikä se joutunut koskaan kosketuksiin koiratappeluiden kanssa. Se kasvoi hoivaavassa ja rakastavassa kodissa. Kaikesta rakkaudesta ja huolenpidosta huolimatta siitä tuli arvaamaton ja mahdollisesti vaarallinen. Kehotan jokaista tämän kirjan lukijaa tekemään tutkimustyötä ja tulemaan tietoiseksi koirien rokotusten haitoista.

Stormyn tarina, kirjoittanut Laurie Dawson

Toimme Stormyn (englanninpaimenkoiramme) kotiin 8-viikkoisena. Luonnetestasimme koko pentueen ja katsoimme pentujen kehon rakennetta. Valinta tehtiin kahden pennun välillä. Stormyssa oli kuitenkin jotakin, mikä kiinnitti huomioni. Se halusi olla kanssani, ja sen katse oli todella vangitseva. Se vain istui edessäni ja tuijotti silmiini rauhallisena.

Kun toimme sen kotiin, siirtymävaihe sujui todella helposti. Vaikka se oli huomaavainen kaikkia perheenjäseniä kohtaan, se kiintyi erityisesti minuun. Se tuli joka paikkaan mukanani. Joka aamu jalkani upposivat sen turkkiin. Se ei koskaan pelästynyt, vaan tiesi, että astuisin sen yli. Aina kun menin ulos, se oli hetkessä vierelläni sanoen joukkuepelaajan tavoin: "Rakastan sinua" ja "Mitä nyt tehdään?" Meidän välillämme oli side, jota tulen aina pitämään arvossa. Stormy oli aina luotettava. Aina kun se vaati huomiota, kiinnitimme huomiota siihen, mitä se meiltä halusi. Yleensä jotakin piti hoitaa, jotain oli väärässä paikassa, kuten eksynyt kissa tai karkuun päässyt lammas. Stormy oli paras ystävämme, maatilan apuri sekä suojelija.

Stormy oli paras koira. Se oli vakaa, luotettava, fiksu ja halusi aina miellyttää. Se totteli aina. Se noudatti aina sääntöjä ja piti huolen siitä, että muutkin noudattivat. Se kanteli sekä ihmisistä että eläimistä! Kun toinen koira oli töykeä, Stormy käski koiran käyttäytyä. Se oli aina valmis lähtöön, mutta tykkäsi myös rentoutua kanssamme. Stormy tuli kaikkien kanssa toimeen, oli hyvä pentujen kanssa ja piti jakamisesta. Se oli upea roolimalli nuorille koirille. Luotin siihen 150-prosenttisesti useimmissa asioissa. Luotin siihen enemmän kuin yhteenkään ihmiseen. Se seurasi minua kuin varjo ja lähti vain tarkistamaan rajoja, tai jos siitä tuntui, että jokin oli pielessä. Se odotti uskollisesti ikkunassa ja katsoi, kun lapset odottivat koulubussia. Se ei lähtenyt pois ikkunan luota, ennen kuin he olivat bussissa. Sitten se heilutti häntäänsä ja lähti suorittamaan seuraavaa tehtäväänsä.

Eräänä keväänä, kun yritimme tuoda lampaita sisään, ne olivat erittäin arkoja, koska niitä ei ollut käsitelty pitkään aikaan. Ongelmana oli, että tarhan paneelit olivat alhaalla, emmekä olleet vielä pystyttäneet niitä. Meidän piti ajaa lampaat latoon, eikä se ollutkaan helppo tehtävä. Minä satuin astumaan kuoppaan juostessani ja reväytin lihakseni. Kaaduin maahan jalkani krampatessa. Upeana koirana Stormy luopui lampaiden ajamisesta ja tuli tarkistamaan vointiani. Jotkin koirat keskittyisivät vain lampaisiin, mutta ei Stormy. Se ehti ensimmäisenä luokseni. Se pysyi vierelläni, kunnes pääsin ylös ja sanoin: "Okei, Stormy, tarvitsen nyt apuasi. Aja lampaat sisään, minuun sattuu." Stormy ymmärsi täysin mitä sanoin. Se suuntasi kohti lampaita, paimensi ne yhteen täydellisesti ja ajoi ne latoon viipymättä, ilman ongelmia. Tämä on vain yksi tarina siitä, kuinka upeasta koirasta oli kyse.

Ensimmäisen rabiesrokotuksen jälkeen emme oikeastaan huomanneet mitään erityisiä muutoksia Stormyssa. Myöhemmin muistelimme sen olleen jotenkin erilainen ja ärtyisämpi. Toisen rabiesrokotuksen jälkeen se vaikutti aggressiiviselta ja muuttui jöröjukaksi. Emme tuolloin ymmärtäneet asioiden yhteyttä. Stormy alkoi suhtautua muihin koiriin ärtyisämmin, mutta käytös pysyi hallinnassa. Noihin aikoihin minusta alkoi tuntua, että Stormy oli hieman etäinen, ikään kuin se ei olisi täysin läsnä. Ravistelin ajatukset mielestäni ja ajattelin, että se vain muuttui, eikä siinä mitään. En pystynyt käsittelemään ajatusta, että sillä olisi jokin hätänä.

Kaikki tapahtui hitaasti ajan kuluessa, ikään kuin painonnousu joillakin. Yritimme keksiä tekosyitä ja saada asioihin jotain tolkkua. Surullista kyllä, minä olen koirankouluttaja. Tunnen koirat. Olen koko aikuiselämäni ajan hankkinut tietoa koirien rakenteesta, käyttäytymisestä, erilaisista koulutustekniikoista, ruokavalioista, jne. Enkä siltikään pystynyt selittämään, mitä oli tapahtumassa. Ei ollut kyse isoista asioista, menimme vain virran mukana ja luulimme Stormyn aikuistuvan. Mutta jokin ei antanut minulle rauhaa.

Ensimmäisen kerran saimme vihiä siitä, että Stormylla ei ollut kaikki kunnossa, kun menimme erääseen tapahtumaan kesäkuun alkupuolella 2010. Meillä oli mukanamme kaksi pentua ja kaksi aikuista koiraa, Sunny ja Stormy. Koirat osasivat pysyä meidän kojumme alueella. Pennut olivat aitauksessa ja aikuiset koirat vapaina. Kuin tyhjästä eräs nuori ajokoira hyökkäsi koiriani kohti. Näin kuinka kaksi koiraani hyökkäsi sitä kohti. Ne kaatoivat sen maahan, huusin niille: "Irti!" ja ne tulivat heti luokseni. Kun ajokoira oli saatu kiinni, vein koirani vähän kauemmas juoksemaan. Toinen koira ilmestyi paikalle, ja Stormy lähti ajamaan sitä takaa Sunnyn ja pentujen seuratessa sen perässä. Oli epätavallista, että Stormy vain lähti luotani sillä tavalla, koska yleensä se tarkisti minulta, saiko se tehdä niin. Tällä kertaa se ei tehnyt niin. Se EI kuunnellut minua, kun huusin sitä tulemaan luokseni. Minun piti huutaa sitä toisen kerran (mikä oli erittäin epätyypillistä). Toisen huutoni jälkeen se palasi takaisin; kysyin, mikä sille tuli, miksei se tullut ensimmäisellä kerralla? Vastaukseksi se murisi minulle lasittunein silmin eikä tunnistanut minua. En antanut periksi, ja Stormy tarttui käteeni suullaan eikä perääntynyt. Minun piti purkaa tilanne, koska se ei lakannut murisemasta, ennen kuin tilanne oli ohi. Otin sen kiinni remmiin, ja käskin muiden koirien seurata meitä takaisin leiriimme, missä laitoin Stormyn häkkiin. Lopun aikaa pidin Stormyn joko häkissä, aitauksessa tai hihnassa. Kotiin päästyämme soitimme useille tutuillemme. En pitänyt tapahtuneesta, en hyväksy aiheetonta aggressiivisuutta etenkään omistajaa kohtaan, joten tilanne oli minulle rankka. Koko kesän ajan muistelimme menneitä ja muistimme monenlaisia pieniä käytösmalleja, jotka olivat alkaneet ajan mittaan. Stormy alkoi esimerkiksi suhtautua puissa oleviin lintuihin pakkomielteisesti. Käytös oli todella pahaa, eikä se koskaan parantunut. Se jahtasi lintuja, ja vaikka puissa ei ollutkaan lintuja, se juoksenteli ympäriinsä, kunnes sen suusta tuli vaahtoa. Tämä ei ollut meidän Stormymme.

Uusista pakkomielteistä huomasimme, että Stormylla ei ollut kaikki kunnossa. Se alkoi hyökätä ja haukkua kaikkia, jotka tulivat nurkan takaa tai ovesta tontillemme. Vaikka sillä olikin ollut tapana pitää silmällä kaikkien olinpaikkoja, se alkoi vahtia kaikkia yli-innokkaasti KOKO AJAN. Eräs outo käytöstapa alkoi ensin mieheni, sitten minunkin kanssa. Kun tulimme kotiin, Stormy juoksi porttia kohti ja haukkui, mutta sitten kun se tervehti meitä, se alkoi alistuvasti vetää takapuoltaan maata pitkin ja käyttäytyä hupsusti. Se ei ollut sen tapaista, koska normaalisti se oli heiluttanut häntäänsä itsevarmasti ja iloisesti tervehtien meitä paikallaan seisten.

Stormy muuttui yhä ärtyisämmäksi ja kontrolloivammaksi muita koiria kohtaan. Se ei sietänyt muun rotuisia koiria tontillamme. Meillä oli kahteen eri otteeseen kaksi muuta pentua, jotka eivät olleet englanninpaimenkoiria. Stormy vihasi niitä eikä sietänyt niitä. Tajusimme, että sen vihamielisyys alkoi ensimmäisen rabiesrokotuksen jälkeen.

Huomasimme Stormyn olevan ahdistunut sisällä, eikä se oikein koskaan rauhoittunut kovin hyvin. Emme ymmärtäneet, kuinka paha tilanne oli, ennen kuin aloimme käyttää Young Livingin eteerisiä öljyjä rauhoittamaan sitä ja tekemään sen olon mukavammaksi. Stormy reagoi rauhoittumalla minuuteissa, jolloin tajusimme, kuinka ahdistunut se oli. Laitoin pienen määrän öljyjä sen korvalehtiin. Se meni makuulle päästäen tyytyväisen huokauksen, samoin kuin kaikki muut koirat. Talossa vallitsi outo hiljaisuus. Hetki aiheutti ihmetystä öljyjen tehosta, mutta toi myös selkeyttä ja varmuutta Stormyn tilan suhteen.

Eräs muuttunut käytösmalli oli, että Stormy pyysi minua laittamaan sen häkkiinsä. Tiedän, ettei se luottanut itseensä ja että se teki niin pitääkseen kaikki muut turvassa. Se oli myös muuttunut erittäin tarvitsevaksi, se käyttäytyi epävarmasti seisten tiellämme ja tarvitsi paljon koskettelua. Tajusimme vihdoinkin, miten paha olo Stormylla oli. Yritimme tehdä sen olon niin mukavaksi kuin kykenimme. Aikaisemmin se oli ollut varjoni, mutta nyt se halusikin oudosti, että se laitettaisiin häkkiin.

Toisen kerran Stormy käyttäytyi aggressiivisesti (silmät lasittuneet, hallitsematon, vaarallinen), kun pennut olivat noin 5-viikkoisia. Pennut olivat ulkona ruohikolla aitauksessaan syömässä raakoja lihaisia luita. Aikuiset löhöilivät pihalla. Stormy yritti saada pentujen ruokaa aitauksesta. Käskin sitä normaalilla äänellä jättämään puuhansa. En koskaan kuvitellut, että se ei lopettaisi. No, se jatkoi vain, joten kävelin sen luo työntääkseni sen pois vartaloani käyttäen. Se katsoi minua lasittuneesti ja murisi uhkaavasti. Se tarkoitti asiaa; jos jatkaisin, se hyökkäisi. Käännyin ympäri ja kävelin sisälle hakemaan hihnan. Kun tulin takaisin ulos, se seisoi siinä ihana Stormyn katse silmissään, ikään kuin mitään ei olisi tapahtunut. Kävelimme häkin luo, ja se meni sisään. Silloin ymmärsin jonkin olevan TODELLA pahasti pielessä, koska koirani käyttäytyi kuin sillä olisi aivovaurio. Sillä hetkellä kaikki sen käytöksessä tapahtuneet muutokset iskivät tajuntaani kuin hyökyaalto. Se oli todella lamaannuttavaa.

Seuraava tapaus sattui noin viikkoa myöhemmin. Seurasin tavallista rutiiniamme. Pennut nukkuivat nyt kaupassa. Noin kello neljältä annoin niille ruokaa. Titan ja Stormy olivat ulkona pissalla. Kun tulin ulos kaupasta, Stormy oli noin kahdeksan metrin päässä minusta. Ulkovalo oli päällä, mutta Stormy vain seisoi paikallaan ja murisi taas uhkaavasti seisten jäykästi paikallaan. Puhuin sille, mutta se murisi jälleen. Ajattelin: "Voi hyvä Jumala, nyt se hyökkää kimppuuni." Kun aloin kävellä taloa kohti, narttuni Titan tuli luokseni ja toimi suojana kävellessämme talon luo. Stormy seurasi hitaasti. Kun pääsimme talolle, katsoin sitä pikaisesti ja toin sen sisälle. Se oli jälleen oma itsensä. Se käyttäytyi kuitenkin sekavasti. Laitoin sen sisällä häkkiin.

Eräänä iltana huomasin, että Stormy näytti huonovointiselta ja epätavallisen väsyneeltä. Sinä iltana sattui viimeinen tapaus. Kun mieheni tuli makuuhuoneeseen mennäkseen nukkumaan, Stormy hyökkäsi hänen kimppuunsa. Vaikka Stormy ei purrut miestäni, se koski häneen fyysisesti. Stormy ei ollut KOSKAAN aikaisemmin tehnyt mitään sellaista. Kun se oli hyökännyt miestäni kohti, Stormy käyttäytyi todella sekavasti.

Seuraavana aamuna lähdin töihin, mutta minun oli pakko palata takaisin, koska tajusin jättäneeni Stormyn vapaana kotiin lasten kanssa. Olin itselleni erittäin vihainen toimittuani niin, ja tiesin sen olevan huono asia. Oli koittanut päivä, jona minun oli pakko lopetuttaa koirani. Sinä päivänä sanoin hyvästit parhaalle ystävälleni, kaverilleni, apurilleni ja uskotulleni. Tuo päivä oli minulle erittäin raskas.

Ystäväni voisi edelleen olla täällä kanssani, eikä maan alla. Toivon, että jakamalla Stormyn tarinan autan kaikkia, joilla on samanlaisia ongelmia, ja että saan levitettyä sanaa rabiesrokotusten erittäin todellisista vaaroista. Teimme Stormyn tilasta ilmoituksen FDA:lle. Kun otin yhteyttä Pfizeriin, rabiesrokotteen valmistajiin, yhtiön edustajat olivat piittaamattomia. He eivät todellakaan kuulostaneet yllättyneiltä, ja minut yhdistettiin huolettomasti oikealle puhelinlinjalle.

Olen kirjoittanut tämän tarinan muistellen rakkaudella parasta ystävääni ja siinä toivossa, että pelastan muita koiria samalta kohtalolta. Stormy oli vasta 3-vuotias, kun se piti lopettaa. Tulemme aina ikävöimään sitä.

Marcon tarina, kirjoittanut Nina De'Acquisto Perona

Koiramme muuttui yhdessä yössä virkeästä, maaoravia jahtaavasta koirasta vetämättömäksi ja väsyneeksi. Vein sen eläinlääkäriin, ja rakkaalla kuusivuotiaalla havannankoirallamme Marcolla diagnosoitiin IMHA eli immuunivälitteinen hemolyyttinen anemia. Meidät lähetettiin kotiin lääkkeiden kanssa.

Seuraavana päivänä Marcon tila huononi, joten kiidätimme sen paikalliselle päivystävälle klinikalle. Se vietti yön eläinsairaalassa. Seuraavan päivänä vuoristoratamme alkoi. Päädyimme verensiirtoon ja toivoimme parasta, koska näkyvissä oli pieniä toivon merkkejä. Viikkomme koostui siitä, että kuljetimme Marcoa yöksi eläinsairaalaan tarkkailtavaksi ja päivisin takaisin tavalliselle eläinlääkärille. Viikonloppuun mennessä Marcon PCV (hematokriitti, eli punasolujen osuus verinäytteestä, kun se on sentrifugoitu) oli pudonnut 13:een.

Meidän oli tehtävä päätös, yritämmekö vielä toista verensiirtoa ja lääkkeitä siinä toivossa, että ne alkaisivat vaikuttaa, vai pyytäisimmekö eutanasiaa. Kun olimme tutkineet asiaa ja käyneet perheen kesken tuskaisan keskustelun elämänlaadusta, päätimme lopettaa Marcon kärsimykset armollisesti. Olimme Marcon luona loppuun asti. Se oli vaikeinta mitä meidän on koskaan täytynyt käydä läpi.

Ajan kuluessa aloin kyseenalaistaa asioita ja yritin tutkia syitä Marcon IMHA:lle. Luin ja luin rokotteista. Kuten useimmat teistä jotka luette tätä, luulin tekeväni oikein viedessäni koirani eläinlääkärille vuosittaisiin rokotuksiin ja antaessani sille Frontlinea, jotta se ei saisi kirppuja tai punkkeja, ja antaessani sille kuukausittaiset sydänmatolääkkeet. Enpä osannut arvata, että saatoin olla osasyynä Marcon sairauteen. "Tekemällä oikein" latasin Marcon pienen kehon täyteen myrkkyjä. Kuukausien lukemisen ja keskustelujen jälkeen mieheni ja minä päätimme, että seuraavaa koiraamme ei rokotettaisi ja että sille syötettäisiin raakaruokaa.

Marco oli paras koira ja niin iso osa elämäämme! Suuri aukko sydämissämme tiesimme, että Marco haluaisi meidän jakavan kaiken sille antamamme rakkauden toisen koiran kanssa. Silloin Patty *So Cute Havanese* -kennelistä perheineen astui elämäämme.

Etsin netistä havannankoirien kasvattajaa ja kävin Pattyn nettisivuilla. Täytin kaavakkeen ja vaikutuin siitä, että hän vastasi heti. Kun puhuimme puhelimessa, vuodatin hänelle kaiken kokemamme. Patty oli ymmärtäväinen ja myötätuntoinen.

Ennen kuin arvostelet meidän valintojamme, tee omaa tutkimustyötä ja lue rokotusten aiheuttamista haitoista sekä raakaruokinnasta. Kun teet niin, tulet huomaamaan, että siinä kaikessa on järkeä. Me kaikki joudumme tekemään valintoja. Me valitsimme, että kasvatamme uuden koiramme, Kevinin, niin luonnonmukaisesti kuin mahdollista, koska uskomme, että niin se pysyy terveimpänä ja elää pitkään kanssamme. Pattyllä on paljon tietoa ja ensikäden kokemusta pentujen luonnonmukaisesta kasvattamisesta. Uskon, että tiemme kohtasivat syystä, ja tuo syy oli Marco. Paljon kiitoksia Pattylle, joka yrittää kaikin keinoin varmistaa, että uudet karvaiset vauvamme saavat parhaan mahdollisen alun elämälleen. Loppu on meidän käsissämme.

Kun tiedät paremmin, toimit paremmin. – Maya Angelou

Snookien tarina, kirjoittaneet Bob ja Paula Woods

Pelastimme rakkaan Snookiemme sen ollessa vuoden ikäinen, koska naapurimme eivät enää halunneet sitä. Se oli kaunis, ihana, rakastava ja erittäin älykäs sekarotuinen bordercollien pentu. Se oli melko laiha, ja sillä oli kapi ja allergioita. Se varasti sydämemme, ja aloimme nopeasti rakastaa tätä pientä kapista pentua täydestä sydämestämme.

Seurasimme saman tien eläinlääkärimme ohjeita hoitamalla kapin Mitaban-kylvyillä (kavahdus) sekä hoitamalla myöhemmin allergiat. Veimme sen lukuisille "erikoiseläinlääkäreille" ja ihotautieläinlääkäreille auttaaksemme sitä kaikin tavoin. Seurasimme heidän ohjeitaan syöttämällä sille ainoastaan "kaikkein parasta eläinlääkärien suunnittelemaa kuivamuonaa", antamalla sille rutiininomaisesti kortisonia ja antihistamiineja sekä säännöllisiä rokotuksia ja kirppujenkarkotusliuoksia. Hui! Hui! Teimme kaiken, minkä uskoimme olevan Snookien parhaaksi "asiantuntijoiden" suositusten perusteella.

Seurasimme sen kanssa samaa kaavaa 10 vuoden ajan, emme kuitenkaan koskaan olleet tyytyväisiä tuloksiin. Allergiat vaivasivat sitä edelleen ja aiheuttivat sille kutinaa ja kirputtamista. Meille kerrottiin, että emme voineet tehdä mitään muuta. Tunsimme itsemme niin avuttomiksi, kun sillä oli niin selvästi epämukava olo, ja toivoimme, että voisimme tehdä enemmän sen hyväksi. Silloin löysimme ihanan nettisivuston sekä radion puheohjelman, jonka nimi on *"Animal Talk Naturally"*, jossa eläinnaturopaatit tri Kim Bloomer ja tri Jeannie Thomason kertovat eläinten luonnonmukaisesta terveydenhoidosta. Se muutti elämämme ikiajoiksi. Kun olimme kuunnelleet heidän laajan podcast-kokoelmansa läpi ja tutkineet asiaa, kaikessa alkoi olla järkeä. Päätimme ottaa aivan toisenlaisen lähestymistavan Snookien vaivoihin.

Tämä oli täysin uuden elämän alkua meille kaikille. Siitä kaikesta on kiittäminen tri Kimiä ja tri Jeannietä, jotka opettivat meille, että Snookien auttamiseksi oli olemassa luonnonmukaisia vaihtoehtoja. Heitimme erittäin kalliit nappulat pois ja aloimme syöttää Snookielle raakoja lihaisia luita. Snookie oli kolmen kuukauden päästä täyttämässä 13 vuotta. Aluksi oli hassua katsella, miten se suhtautui raakaruokaan. Se ei ollut aivan varma, mitä tekisi ruoan kanssa, joten se kantoi ensimmäisen ateriansa (kanankauloja) autotalliin, josta löytyi hyvä piilopaikka ruoalle. Onneksi huomasimme nämä toimet, koska ruoka olisi melko pian alkanut haista! Haimme piilotetun ruoan ja laitoimme sen jääkaappiin odottamaan uutta yritystä. Seuraavana päivänä kokeilimme uudestaan, tällä kertaa pienen palan kanssa. Kun Snookie pääsi ruoan makuun, se oli menoa! Se söi virallisesti raakaruokaa.

Ensimmäiset kolme kuukautta raakaruokinnalla olivat pahimmat. Ulosteet olivat aluksi löysiä, ja sitten Snookiella oli vaikeuksia ulostamisen kanssa sopeutuessaan uuteen ruokavalioonsa. Pian suolen toiminta muuttui säännölliseksi, ja aloimme nähdä paranemista sekä pääsimme käännekohtaan. Sen hampaat muuttuivat valkoisiksi (enää ei tarvinnut raapia hammaskiveä pois), sen silmät olivat kirkkaammat, ja sen turkki kauniin kiiltävä. Lisäksi ulostemäärät olivat pienentyneet sekä ulosteen haju oli vähentynyt (jippii!). Vähän ajan kuluttua Snookieta kutitti vähemmän ja se nukkui paremmin. Olimme haltioissamme nähdessämme niin suuria parannuksia niin lyhyessä ajassa. Niin suurten muutosten saavuttaminen vain muutamassa kuukaudessa, vaikka koiraa oli 10 vuoden ajan hoidettu perinteisillä lääkkeillä, oli todellinen ihme. Tuloksia ei näy yhdessä yössä, vuosien epäterveellisten käytäntöjen lopettamisen jälkeen paranemiseen menee aikaa. Tiesimme, että matka olisi hidas ja että olimme vasta alussa.

Muutamassa kuukaudessa jätimme Snookien lääkitykset pikkuhiljaa kokonaan pois emmekä antaneet sille enää yhtäkään rokotusta tai kirppuliuosta. Käytimme kirppujen torjuntaan pihalla piimaata. Snookien korkean iän ja vuosien tavallisten lääkkeiden käytön takia annoimme sille ruoansulatusentsyymejä sekä probiootteja.

Sitten pyysimme lisäapua konsultoimalla tri Kim Bloomeria, jotta hän auttaisi meitä Snookien etenevän paranemisprosessin kanssa. Aloitimme puhdistuskuurin, johon kuului Young Livingin eteerisiä öljyjä. Oli menossa luonnollisen paranemisprosessin yhdeksäs kuukausi. Haihdutimme Young Livingin eteerisiä öljyjä sekä käytimme niitä myös iholle Raindrop-tekniikalla. Snookie rakasti diffuuserin edessä makaamista parantavia tuoksuja haistellen. Viikoittaiset Raindrop-hoidot rauhoittivat sitä. Sen keho alkoi toden teolla puhdistua sinne vuosien varrella kertyneistä myrkyistä. Tämä prosessi oli meille kaikkein vaikein. Snookien turkkiin alkoi tulla kaljuja laikkuja ja sen ihon läpi alkoi erittyä myrkyllisiä nesteitä. Tri Kimin ansiosta tiesimme, että tämä kuului prosessiin ja että Snookien elimistö ei välttämättä koskaan puhdistuisi kokonaan. Meidän on pakko myöntää, että tämä oli kaikkein pahinta, mutta välttämätöntä, jos halusimme parantaa Snookien elämänlaatua. Sen elimistö puhdistui rajusti, joten emme jatkaneet Raindrop-hoitoja, ainoastaan öljyjen käyttöä diffuuserissa. Snookien tila alkoi parantua kauniisti. Sen turkki kasvoi takaisin eikä nesteitä enää erittynyt. Sen elimistö oli puhdistunut tarpeeksi, jotta se sai elää loppuelämänsä iloisena, terveenä ja ilman lääkkeitä.

Meille oli suureksi avuksi rakkaan Snookiemme auttamisessa se suuri tietomäärä, jonka opimme tri Kimiltä sekä tri Jeannieltä myös ihmisten terveydestä. Olemme sittemmin korvanneet kaikki myrkylliset kotitaloustuotteet sekä hygieniatuotteet ja hyönteiskarkotteet luonnonmukaisilla vaihtoehdoilla sekä eteerisillä öljyillä. Nämä ovat terveellisempiä sekä meille itsellemme että lemmikeillemme, ja ne ovat nyt olennainen osa elämäämme.

Seuraavana vuonna jäimme eläkkeelle ja muutimme Luoteis-Washingtoniin. Seikkailimme päivittäin uusien kotikontujemme kauniissa maisemissa. Snookie voi hyvin ja rakasti tutkia kaikkia monia alueita, joilla sitä sai pitää vapaana. Se rakasti järvissä uimista, metsissä haistelemista, rannoilla kävelemistä sekä talvisessa lumessa telmimistä. Se oli saanut uuden luonnonmukaisen elämän ja rakasti jokaista sekuntia. Allergiat, kirput tai kemikaalit eivät enää kiusanneet sitä. Jaoimme uuden elämämme sen kanssa minuutti minuutilta ja näimme sen todella nauttivan elämästään ilman vaivoja, ja se oli todella upeaa.

Kun Snookie vanheni ja pääsi 15 vuoden ikään, se alkoi menettää liikkuvuutta takajaloistaan, mikä oli varmasti jälleen yksi vuosittaisten rokotusten ja perinteisten lääkkeiden aiheuttama haitta. Se oli edelleen elämänhaluinen sekä nautti ulkona olosta, joten ostimme sille koirien rattaat. Se sai olla rattaiden kyydissä, kun kävimme päivittäisillä kävelyillämme. Hankimme sille myös renkaat takapäähän sekä nostovaljaat auttaaksemme sen liikkumista. Snookie rakasti rattaitaan ja tunsi ne nimeltä ja meni autotalliin niiden luo kertoakseen meille, että oli valmiina menemään kyytiin ja aloittamaan uuden seikkailun raikkaassa ilmassa upeissa rantamaisemissa. Vaikka sillä oli uusia ongelmia liikkumisen kanssa, se ei kärsinyt kivuista eikä enää kärsinyt allergisesta kutinasta, kirpuista, hammaskivestä, karvanlähdöstä tai kaikista niistä vaivoista, joita sillä oli ennen ollut.

Snookie eli 16 vuoden ja kolmen kuukauden ikäiseksi. Se sai elää kolme kaunista vuotta siirryttyämme luonnonmukaiseen elämäntapaan, kolme vuotta enemmän kuin mitä tavalliset eläinlääkärit olisivat antaneet sille elinaikaa. Luonnollisella polullamme pystyimme välttämään kaikkia lääkkeitä, jopa lopussa. Kun se antoi meidän ymmärtää olevansa valmis lähtemään sateenkaarisillalle, pidimme sitä sylissämme, halasimme sitä muistellen kaikkia ihania aikojamme yhdessä ja haihdutimme Young

Livingin eteerisiä öljyjä auttaaksemme sitä saattamaan maanpäällisen matkansa päätökseen. Se kuoli erittäin rauhaisasti meidän kotonamme käsivarsillamme. Olemme niin kiitollisia siitä, että se sai lähteä itsestään, luonnollisesti, rakastavassa sylissämme kotonamme. Emme olisi voineet pyytää parempaa tapaa osoittaa rakkauttamme sitä kohtaan. Snookie oli meille siunaus useammilla tavoilla kuin mitä voimme edes alkaa luetella.

Snookie opetti meille niin paljon ja todisti meille joka päivä, että emme saa koskaan luovuttaa niiden mahdollisuuksien suhteen, jotka tuovat meille niin suuria palkintoja, kunhan avaamme mielemme ja otamme vastaan todelliset terveyden lait. Ei ole koskaan liian myöhäistä muuttaa rakkaan lemmikkisi matkan suuntaa seuraamalla terveyden lakeja.

Snookie oli elävän elämän esimerkki siitä, että jos kiellämme oppimamme ja opimme pois kaikesta tietämästämme, voimme voittaa tavanomaisen lemmikkien hoidon. Ei ole merkitystä kuinka vanha lemmikkisi on, jos se saa mahdollisuuden elää luonnonmukaista elämää, ihmeitä voi tapahtua jopa vuosien luonnottoman kasvatuksen jälkeen, jos vain uskot ja jos sinulla on sisua pitäytyä suunnitelmassa. Me olemme ainoat jotka voimme saada muutokset aikaan. Lemmikkiemme elämät ovat meistä riippuvaiset, meidän on oltava tarpeeksi vahvoja auttaaksemme niitä epämukavien aikojen yli, jotta ne voivat säilyä hengissä ja voida hyvin. Kuvittele vain kaikkia mahdollisuuksia, jos lähdet luonnonmukaiselle tielle jo pentuajoista lähtien. Vau!

Banditin tarina, kirjoittanut Carole Baldwin

Ensimmäinen borderterrierimme, Bandit, muutti luoksemme asumaan 14. tammikuuta 1994. Veimme sen ensimmäistä kertaa eläinlääkärille 48 tunnin sisällä kotiintulosta. Sillä käynnillä se todettiin terveeksi 8-viikkoiseksi pennuksi. Syötin sille parasta markkinoilla olevaa nappulaa ja pidin kaikki sen rokotukset voimassa.

Noin kuuden kuukauden ikäisenä Banditissa alkoi näkyä allergioiden merkkejä. Se sai vatsanväänteitä vähän ajan kuluttua siitä, kun se oli syönyt noin neljäsosan ruoastaan. Vietin paljon aikaa lukien nappuloiden ainesosista etsiessäni sille sopivaa ruokaa. Ei kuitenkaan löytynyt yhtäkään teollista ruokaa, joka sille olisi sopinut tai josta se olisi edes pitänyt. Minun piti jatkuvasti vaihtaa ruokamerkkiä, koska se vihasi syömistä ja koska kaikki ruoat aiheuttivat sille huonoa oloa.

Noin neljä viikkoa ennen Banditin neljättä syntymäpäivää huomasimme sen vatsassa punaisia märkähaavoja. Luulimme, että ne olivat hyönteisen puremia, koska olimme ottaneet Banditin mukaamme käydessämme kalassa kaksi päivää ennen märkähaavojen ilmestymistä. Mutta mitä enemmän ajattelimme asiaa, ymmärsimme, etteivät märkähaavat voineet olla hyönteisen puremia, koska oli lokakuun puoliväli ja maassa oli lunta. Bandit makasi mielellään vatsallaan vesilammikoissa, jotka eivät olleet jäässä. Kuljetin sitä kahden viikon ajan eläinlääkärillä, koska märkähaavat eivät parantuneet. Noiden kahden viikon ajan sitä hoidettiin antibiooteilla ja antibioottivoiteella ilman tuloksia. Kahden viikon päätyttyä Banditin elimistö alkoi työntää ulos mätää. Mätää tuli ulos kaikista sen kehon aukoista. Yritin epätoivoisesti pelastaa sitä, mutta sitä ei ollut tarkoitettu tapahtuvaksi. Kaksi viikkoa ennen Banditin neljättä syntymäpäivää meidän oli pakko viedä Bandit lopetettavaksi, mikä oli eräs elämämme vaikeimmista päätöksistä.

Tuolloin luultiin, että Bandit kuoli vakavaan allergiseen reaktioon, joka johtui sen ruoasta. Viikko lopetuksen jälkeen ihosta otettiin koepala. Saimme tietää, että sillä oli harvinainen autoimmuunisairaus nimeltään erythema multiforme. Vuosia myöhemmin sain selville, että sillä oli todennäköisesti myös koirien epilepsian kaltainen kouristeluoireyhtymä eli CECS.

Bandit oli ensimmäinen borderterrierimme. Se ei pelkästään avannut sydämiämme rakastamaan sitä itseään, vaan kaikkia borderterriereitä. Se oli niin erityinen meille. Kiitämme sitä siksi, että se lähetti pienen osan itsestään jokaisen borderterrierin mukana, joka tuli meille sen jälkeen. Banditia kaivataan kipeästi.

Tannan tarina, kirjoittanut Carole Baldwin

Ajoimme lähes 3200 kilometriä noutaessamme Tannan. Se oli seitsemän viikon ikäinen, kun tapasimme sen kasvattajan luona ensimmäisen kerran. Kun kävelin kenneliin sisälle, näin kahden pennun piiloutuvan Chesterfield-sohvan nurkan taakse. Menin maahan makaamaan ja laitoin kasvoni senttimetrien päähän pennuista. Kysyin niiltä: "Kumpi teistä kahdesta on minun pentuni?" Tanna siirtyi lähemmäs, kosketti tassullaan kasvojani ja virnisti. Se sai minut nauramaan ja tiesin, että se oli "se oikea". Kävi ilmi, että kasvattajakin oli valinnut sen minulle pari viikkoa ennen saapumistamme. Tanna oli itsevarma, leikkisä, ilkikurinen pikku pelle. Rakastuin siihen heti paikalla.

Olin jo aikaisemmin ostanut tältä samalta kasvattajalta kaksi pentua. Hänen koiransa olivat terveitä, pitkäikäisiä ja hyväluonteisia. Tannan suvussa oli seitsemän sukupolvea terapiakoiria. Olin pyytänyt kasvattajaa myymään minulle rokottamattoman pennun, ja hän suostui siihen. Vietimme perheeni kanssa muutaman päivän kasvattajan kotona. Eräässä keskustelussa hän kertoi, että hänen miehensä pakotti hänet rokottamaan kaikki pennut, Tanna mukaan lukien. Olin pois tolaltani, koska olin joutunut todistamaan rokotushaittoja aikaisempien koirieni kanssa, ja halusin siksi todellakin rokottamattoman koiran.

Otin Tannan silti, koska tiesin, ettei ollut olemassa toista borderterrierien kasvattajaa, joka ei rokottaisi pentuja. Sinä päivänä kun lähdimme kotiin, tarkastin Tannan erittäin huolellisesti ja huomasin rokotuskohdassa patin. Kasvattajan mukaan patti oli merkki siitä, että Tanna reagoi hyvin rokotukseen. Tiesin, että patti tarkoitti, että Tanna oli saanut ensimmäisen rokotushaittansa.

Kasvatimme Tannan raakaruoalla heti kotiintulosta lähtien emmekä koskaan enää rokottaneet sitä. Tanna sai ensimmäisen pentueensa kolmivuotiaana. Se sai toisen pentueensa neljävuotiaana, lokakuussa 2009. Kuusi kuukautta myöhemmin, huhtikuussa 2010, löysin sen nisästä patin. Se diagnosoitiin maitorauhaskasvaimeksi.

Jouduin hyväksymään, ettei Tanna eläisi pitkää elämää. En halunnut yrittää pelastaa sen henkeä kemoterapialla, koska tiesin, että kemoterapia vähentäisi sen elämänlaatua. Päätin käyttää jäljellä olevan ajan siihen, että nauttisin Tannasta ja arvostaisin sitä enemmän kuin koskaan ennen.

Syötin Tannalle edelleen terveellistä saalismallin mukaista raakaruokaa ja käytin homeopaattisia lääkeaineita tarpeen mukaan. Tanna eli vielä 1,5 vuotta hyvällä elämänlaadulla. Kolme päivää ennen kuolemaansa se alkoi näyttää kivuliaalta, kun se nostettiin syliin, mutta se kuitenkin söi edelleen. Lokakuun 14. päivänä se lakkasi syömästä, ja tiesin, että oli aika päästää irti. Se makasi viimeiset kuusi tuntia rinnallani, ja tuijotimme toisiamme silmiin. Kerroin sille jatkuvasti, kuinka paljon sitä rakastin, kitin sitä minun valitsemisestani ja siitä, kuinka ihana tyttö se oli ollut perheessämme. Pyysin sitä myös palaamaan luokseni jonain päivänä. Ja se onkin, tytössämme Islassa! Tanna antoi minulle kuusi ja puoli kaunista, hauskaa vuotta, jotka olivat täynnä rakkautta, hymyjä ja uskollisuutta. Se oli ainoa laatuaan. Kaipaan sen elämäniloa joka ainoa päivä.

Tiggerin tarina, kirjoittanut Carole Baldwin

Tigger oli seitsemän viikon ikäinen, kun tapasimme sen ensimmäistä kertaa. Vierailimme kasvattajan luona useiden päivien ajan varmistaaksemme, että Tigger oli meidän valintamme. Olimme menettäneet ensimmäisen borderterrierimme nuorella iällä terveyssyistä ja olimme odottaneet kaksi vuotta tätä täydellistä pentua. Tigger oli toinen borderterrierimme, ja ajoimme lähes 3200 kilometriä sitä noutamaan. Koko perheemme rakastui tähän erityiseen poikaan.

Tiggerille oli annettu ensimmäinen penturokotus kuuden viikon ikäisenä. Kasvattaja kertoi Tiggerin olevan alfauros. Otimme tiedon vastaan iloisina, koska Tiggeristä tulisi ensimmäinen näyttelykoiramme ja suunnittelimme, että lapset saisivat harjoitella junior handler -toimintaa sen kanssa. Ensisijaisesti se kuitenkin olisi rakastava perheemme kumppani.

Sinä päivänä kun lähdimme kasvattajan kotoa Tigger sylissämme, se päästi veren seisauttavia huutoja kuin se olisi kaivannut emäänsä, sisaruksiaan ja ainoaa kotia, jonka se oli koskaan tuntenut. Yritimme lohduttaa sitä, mutta se vaikutti erittäin surulliselta pitkällä ajomatkalla kotiin. 48 tunnin sisällä kotiintulosta veimme Tiggerin eläinlääkärin tarkastukseen. Tigger todettiin terveeksi, ja se sai toisen penturokotuksensa.

Syötimme Tiggerille markkinoiden korkealaatuisinta kuivamuonaa. Koko perhe kasvatti ja koulutti sitä yhdessä. Se rakasti koko perhettään ja piti kaikkein eniten siitä, kun olimme kaikki saman katon alla. Tigger oli herkkä poika, mutta myös hauskuudesta pitävä ja hellä. Se rakasti lasten kanssa leikkimistä ja olemista sekä ihmisiä ja toisia koiria. Se oli tottelevainen ja aina halukas miellyttämään meitä. Se loisti koulutuskursseillaan.

Tigger rokotettiin ajallaan kaikilla penturokotuksilla, ja se sai ensimmäisen rabiesrokotuksensa neljän kuukauden ikäisenä. Noin viiden kuukauden ikäisenä sillä diagnosoitiin sikaripunkkitartunta, jota hoidettiin päivittäin ivermektiinillä kahden viikon ajan. Kahden viikon hoidon jälkeen otettiin toinen raapenäyte ihosta, josta näkyi, että Tiggerillä oli edelleen sikaripunkkitartunta. Se sai jälleen kahden viikon ajan päivittäin ivermektiiniä. Samalla eläinlääkärikäynnillä se sai myös seuraavan tehosterokotuksensa sekä bordetellarokotteen.

Kun Tigger oli kahdeksan kuukauden ikäinen, aloimme käydä sen kanssa koiranäyttelyissä. Se oli erittäin itsevarma näyttelykoira. Se rakasti näyttelyitä. Kymmenen kuukauden ikäisenä se oli jo voittanut roturyhmän parhaan koiran tittelin kahdesti. 17 kuukauden iässä se sijoittui hyville sijoille useassa eri luokassa. Sillä oli hieno näyttelyura edessään.

Kun Tigger oli kymmenen kuukauden ikäinen, muutimme asuinpaikkaa, ja kun se oli 11 kuukautta, lisäsimme laumaamme toisen koiran, nartun nimeltä Chicklet. Tigger kärsi voimakkaasta stressistä tuohon aikaan, koska toinen koira oli sairas. Tigger vältteli sitä ja pysytteli eri kerroksessa kuin narttu, yleensä kaukana omasta perheestään.

17 kuukauden iässä Tigger sai toisen vuosittaisen tehosterokotuksensa sekä rabiesrokotuksen. Kolme viikkoa myöhemmin sillä oli jatkuvia epilepsiakohtauksia. Kohtaukset alkoivat kello kymmenen aamulla ja kahdelta yöllä eläinlääkäri

kertoi meille, että kohtaukset oli saatu hallintaan, vaikka Tigger sai edelleen kohtauksia kello neljään asti. Eläinlääkäri kertoi kohtausten olevan idiopaattisia moitittuaan minua ensin kovasti raakaruoan syöttämisestä.

Sen jälkeen Tigger ei enää koskaan ollut entisensä. Sen kanssa oli hankala elää. Se oli fyysisesti ja henkisesti heikkokuntoinen kahden vuoden ajan. Sen käytös ja luonne muuttuivat. Se ei pystynyt keskittymään, oli koko ajan vihainen ja usein aggressiivinen. Jos se ei saanut tahtoaan läpi, se puri meitä, usein niin että vuosimme verta. Opimme olemaan sen seurassa rauhallisia, jotta taisteluilta ja puremilta vältyttiin.

11-vuotiaana Tigger alkoi saada jälleen kohtauksia. Ensin kohtauksia oli muutaman viikon välein ja sitten kohtauksia alkoi hitaasti tulla useammin. Kun kohtaukset alkoivat jälleen, havaitsimme omituisen jutun: ihana ja kiltti pentu, joka meillä oli ollut ennen rokotuksia, oli palannut. Sydämeni särkyi nähdessäni hellän Tiggerin, jonka olimme kerran tunteneet. Jokaisen kohtauksen jälkeen se halusi mennä ulos ja juoksi ja juoksi, kunnes oli aivan uuvuksissa.

Viimeisten kohtauksia sisältäneiden päivien aikana Tigger oli suurimman osan ajasta ilmeetön. Se sai viimeisen kohtauksensa kesäkuun 9. päivänä 2011. Taas kerran sen luonne muuttui. Se kaatui maahan, puri kieltään, alkoi sitten nykiä ja lopuksi niellä kieltään.

Sitä kesti noin 45 sekuntia, ja sitten Tigger nousi ylös ja juoksi päin seiniä, ovia ja huonekaluja, aivan kuin sillä ei olisi ollut näkökykyä. Emme voineet koskea siihen. Se ei kuullut sanojamme. Osa sen kehosta jatkoi nykimistä sen jatkaessa kaatumista. Lopulta sain Tiggerin paimennettua pihalle, missä se juoksi ja juoksi kuin tuuli pitäen päätään pystyssä kuin se olisi omistanut koko maailman. Alusta loppuun tämä tapahtumasarja kesti useita tunteja. Poikani ja minä päätimme antaa Tiggerin lähteä ja veimme sen lopetettavaksi.

Tiggerin läsnäoloa kaivataan todella paljon. Se oli elämää suurempi, ja koko maailma tuntuu pienemmältä sen lähdön jälkeen. Se oli loppuun saakka ylpeä, eikä koskaan tule olemaan toista samanlaista borderterrieriä. Emme unohda sitä koskaan ja toivomme, että se juoksee vapaana niin kuin ollessaan pentu.

Vaikutus lajiin

Aina elämän alusta lähtien parasiitit ja niiden isäntä- ja emäntäeläimet ovat tanssineet yhdessä hienovaraisessa tasapainossa. Niiden ensimmäinen tapaaminen on yleensä kivikkoinen, ja sen seurauksena koetaan useita isäntä- ja emäntälajin kuolemia. Ehkäpä sama pätee myös parasiittilajeihin, mutta mistä me voisimme sen tietää, koska ne ovat niin pieniä, että emme edes pysty näkemään niitä?

Kaikilla lajeilla on yksi samankaltaisuus – henkiinjäämisvaisto. Joka ikinen eliö tällä planeetalla haluaa elää, jättimäisestä valaasta pienimpään mikrobiin. Ja mitä jokainen parasiittilaji tarvitsee tämän halun toteuttamiseksi? Se tarvitsee isäntä- tai emäntäeläimen, elossa olevan sellaisen. Onko isäntä- tai emäntäeläimen tappaminen siis tuon tarpeen vastaista? Siitä voit olla varma. Isäntä- tai emäntäeläin haluaa myös säilyä hengissä, joten immuniteetin puuttuminen tiettyä parasiittia/mikrobia vastaan on tavoitteen vastaista.

Ensimmäisen traagisen tapaamisen jälkeen sekä isäntä- tai emäntäeläin että parasiitti tajuavat, että niiden pitää muuttua, jos ne haluavat toteuttaa elämäntehtäväänsä. Ajattelemme aina, että isäntä- tai emäntäeläin hankkii immuniteetin tappajamikrobia vastaan, mutta kolikon toinen puoli on, että mikrobi mutatoituu myös vähemmän virulenttiin muotoon, jotta se ei tappaisi isäntäänsä tai emäntäänsä. Parasiitin ei siis ole koskaan tarkoitus tappaa isäntä- tai emäntäeläintä. Koska mitä parasiitille tapahtuisi ilman isäntä- tai emäntäeläintä?

Luonto saavuttaa tasapainon hieman raa'alla tavalla, mutta se saa aina työn tehtyä. Ja se saisi jatkossakin työn tehtyä jopa ilman ihmisten puuttumista asiaan. Jos laji joutuu kasvokkain tuhoutumisen mahdollisuuden kanssa kohdatessaan uuden taudin, se saavuttaa luonnostaan immuniteetin, jos se jätetään rauhaan. Tuo immuniteetti siirtyy siitä eteenpäin myös tuleville sukupolville. Samaan aikaan tuo tietty tauti muuttuu laimeammaksi, jotta se lakkaa tappamasta isäntä- tai emäntäeläimiään.

Miksi ihmislaji sitten haluaa puuttua asioihin? Koska olemme yksilöitä, joita kiinnostaa yksilöiden elämä. Eläimet sen sijaan ovat kiinnostuneita lajin hengissä säilymisestä. Suurin osa eläinten toimista tähtää lajin hengissä säilymiseen, ja suurin osa ihmisten toimista tähtää yksilöiden hengissä säilymiseen. Synnyttävä narttu ei lähde noutamaan yhtä eksynyttä pentua, ennen kuin kaikki muut ovat syntyneet. Yksittäinen pingviini marssii kuolemaansa, kun se jää parvestaan jälkeen, mutta se ei käänny ympäri ja suuntaa takaisin mereen, missä se saattaisi jäädä henkiin. Nämä ovat esimerkkejä vaistosta, joka tähtää lajin säilymiseen, jolloin lajin sielu ohjaa jokaista yksittäistä eläintä. Ihmiset puolestaan toimivat omaa etuaan tavoitellen tai tunteiden pohjalta. Se ei ole hyvä eikä huono asia, niin vain on. Ethän vertaa tätä ajatusta kollektivismin ideaan ja "suurempaan hyötyyn", jota tietyt etujärjestöt mainostavat ajaakseen omaa asiaansa; laboratorioeläimillä tehdyt kokeet "suurimman hyödyn" nimissä eivät paranna yhdenkään lajin elämää, etenkään ihmisten. Ihmisen olemus tarkoittaa eettisyyttä, ja eläinkokeet ovat kaikkea muuta kuin eettisesti oikein. Miksi kerron sinulle kaiken tämän? Jotta ymmärtäisit selvemmin, mistä tämä rokottamisen tarve kumpuaa. Tarkastellaanpa aikaa, jolloin parvovirus puhkesi ja paljon pentuja kuoli. Järkevä mieli olisi saattanut päätellä, että kyseessä oli ohimenevä tilanne (kuten olikin) ja että seuraavan parin sukupolven aikana olisi saavutettu immuniteetti ilman asiaan puuttumista. Mutta me ihmiset olemme tunteellisia olentoja. Kukaan meistä ei halunnut, että pentuja kuolee. Kun koemme ylitsepursuavaa surua ja pelkoa, emme välitä lajista, haluamme vain pelastaa oman pentumme! Enkö olekin oikeassa?

Juuri näihin tunteisiimme vetoaminen avasi lääketeollisuudelle oven myydä meille rokotusten ajatus. Pelokas mieli ei käytä järkeä. Mitä enemmän pelkäämme mikrobeja, sitä enemmän rokotteita meille pystytään myymään. Mitä enemmän sairauksia puhkeaa rokotusten takia, sitä enemmän lääkkeitä saadaan myytyä. Ymmärräthän, että mielet, jotka tekevät päätöksiä lääketeollisuudessa, eivät ole tunteellisia, vaan erittäin laskelmoivia.

Vaikuttavatko rokotukset todella kuolleisuuslukuihin? Yksi asia on varma, luonto rakastaa tasapainoa. Elämä ja kuolema ovat osa tuota tasapainoa. Jos yritetään päästä eroon sairauksista, niitä saadaan vain lisää (katso vaikka kaikkia kroonisesti sairaita koiria); jos yritetään päästä eroon kuolemasta, sitä saadaan vain lisää – niin vetovoiman laki toimii. Kun estämme pentuja kuolemasta tarttuviin tauteihin, joiden tarkoitus on puhdistaa lajia, yhä enemmän koiria lopetetaan käyttäytymisongelmien ja kroonisten terveysongelmien takia. Monet käytösongelmat ovat suoraan seurausta rokotuksista (kuten aggressiot roduilla, jotka eivät tunnetusti ole aikaisemmin olleet aggressiivisia), koska jokainen rokotusvaurio vaikuttaa koko organismiin, jopa sen mieleen.

Rabiesrokote on tunnettu siitä, että se aiheuttaa aggressiivisuutta, minkä olen omin silmin todistanut. Toimin sijaiskotina erittäin kiltille koiralle, joka piti viedä eläinlääkärin tarkastukseen. Ennen kuin huomasinkaan, eläinlääkäri oli pistänyt koiraan rabiesrokotuksen (esimerkki itsetietoisuudesta; hän ei edes kysynyt, saiko niin tehdä). 48 tunnin sisällä rokotuksesta tämä kyseinen koira oli hyökännyt joka ainoan toisen koirani sekä poikani kimppuun. Nyt se on kunnossa, mutta aggressiot eivät koskaan kunnolla loppuneet. Tämä tapahtui valitettavasti ennen kuin tiesin, kuinka vahingot kumotaan. Se sijoitettiin turvalliseen kotiin, jossa ei ollut pieniä otuksia, jotka olisivat olleet vaarassa.

Koska luonto on raaka tasapainottaja, kuolemien määrä pysyy ennallaan. Et siis halua luopua nuorista pennuista? Otetaan sitten aikuiset. Etkö halua niiden kuolevan tartuntatauteihin? Kun ne tulevat "hulluiksi", lopetat ne itse. Kuvittele tämä tilanne ja kerro, tuntuuko se sinusta yhtä mielettömältä kuin minusta.

Löytöeläintarhat rokottavat kaikki koirat ja pennut. Olen nähnyt sen omin silmin, samoin kuin pentujen kuolemat, jotka ajoittuvat viikon päähän rokotuksista. Valitettavasti tietämättömyys estää näitä hyvää tarkoittavia ihmisiä tutkimasta tosiasioita. Heidän hyvää tarkoittavat tekonsa tähtäävät pentujen suojelemiseen taudeilta ja niiden hengissä pitämiseen, eikö vain? Mutta samaan aikaan he lopettavat aikuisia koiria, joita kukaan ei halua, sekä koiria, joilla on "käytösongelmia" tai "huonot lonkat", koska useimmat ihmiset haluavat adoptoida pennun. Lyödäänkö vetoa, että kuolleiden määrä pysyy samana? Tässä olisi mahdollisuus antaa luonnon valita, ja luontohan antaa aina tasapainoisimpien säilyä hengissä. Meillä olisi tilaisuus antaa koiralajin työstää omaa immuniteettiaan ja parantaa itseään raaoissa olosuhteissa; tilaisuus koirille nousta feenikslinnun tavoin tragedian, laiminlyönnin ja hylkäämisen tuhkasta ja lopulta voimistua. Mutta tuota tilaisuutta ei käytetä. Se ei olisi poliittisesti korrektia. Mutta myrkkyjen pistäminen pentujen pieniin elimistöihin ilmeisesti on.

Kuvitelkaa mitä tapahtuisi, jos homeopaattisia lääkeaineita käytettäisiin löytöeläinkodeissa sekä immunisointiin että hoitoon? Eläimet olisivat terveempiä sekä henkisesti tasapainoisempia, ja niitä palautettaisiin vähemmän. Hoitokustannukset tippuisivat huimasti. Se olisi oikea ratkaisu – kaikki voittaisivat.

Eettinen toiminta tarkoittaa, että vältetään vahingon aiheuttamista. En ole sitä mieltä, että koirien pitäisi vain antaa kärsiä samalla kun katsoisimme vierestä. Vaikka mitä lajiin tulee, sekin olisi parempaa kuin rokottaminen. Kunnollisen lääkitsemisen avulla (josta kerron lisää myöhemmin) pystymme molempiin: ehkäisemään sairauksia sekä parantamaan jo puhjenneita sairauksia. Koira, joka sairastuu ja sitten paranee, siirtää seuraaville sukupolville informaation siitä, kuinka kyseistä sairautta vastaan taistellaan. Immunisointi, parannuskeino ja paraneminen ovat eettisiä ja hyödyksi lajille.

Millainen vaikutus rokottamisella on lajiin? Jos rokotamme jokaisen yksittäisen eläimen emmekä salli niiden kehittää omaa immuniteettia, estämme tehokkaasti immuniteetin siirtämisen seuraaville sukupolville. Rokote valmistetaan aina viruksen kaikkein ärhäkimmästä muodosta, koska lääketehtaat tarttuvat toimeen juuri silloin, kun tautia alkaa esiintyä ja pelkokerroin on korkeimmillaan. Kun kyseinen virus luonnossa mutatoituisi vähemmän ärhäkkään muotoon, se ei tee niin rokotteessa. Useiden sukupolvien eläimiin siis injektoidaan viruksen pahinta muotoa ja niiltä riistetään niiden luonnollinen immuunivaste, joka olisi siirretty tuleville sukupolville.

Sen sijaan tuleville sukupolville siirretään epämuodostunutta DNA:ta, ja seurauksena on lajin tuhoutuminen. Rokotetut emät eivät siirrä eteenpäin laumaimmuniteettia, mikä asettaa pennut suurempaan vaaraan saada tarttuva tauti, kun ne ovat vielä erittäin nuoria. Yrittäessämme pelastaa yksittäisiä eläimiä, tuhoamme tosi asiassa koko lajin. Terve eläinlaji pystyy selviytymään hengissä ilman ihmisen puuttumista asiaan, ja me otamme eläimiltämme tämän kyvyn pois. Koska rokotteiden tiedetään aiheuttavan jopa sen sairauden akuuttia muotoa, jota niiden on tarkoitus ehkäistä, koirat kärsivät usein kaksinkertaisesta tuhosta: yksilö heikkenee tai kuolee rokotuksen takia, ja lajin ei anneta kehittää omaa immuniteettiaan.

Kuka on halukas katselemaan vierestä, kun oma pentunne kuolee, jos tarve vaatii, pelastaakseen koiralajin? Hyvä uutinen on, ettei niin tarvitse tehdä. On olemassa keino suojella yksilöä ja samalla parantaa lajia. Kun toimimme eettisesti, kaikki osapuolet hyötyvät siitä. Niin tapahtuu homeopaattisen immunisaation tai homeoprofylaksian kanssa.

Sairaudet ovat luonteeltaan dynaamisia, ja ne koetaan ensin eetteritasolla. Jos sairauden tarjoama oppitunti ratkaistaan eetteritasolla, ei sairautta ole tarpeen kokea fyysisellä tasolla. Jokaisen sairauden taustalla oleva perimmäinen hengellinen tarkoitus on parantaa lajia ja yksilöä; kaikelle on syynsä. Siksi myös sairauksille on syynsä. Kun käytämme homeoprofylaksiaa, tarjoamme sairauden kokemuksen ja sen oppitunnin eetteritasolla, eikä fyysistä kärsimystä tarvita. Ikään kuin painaisimme evoluution pikakelausnappulaa. Kokemuksen läpi kulkeminen ilman, että joutuu kärsimään, on parannus luontoon nähden. Luonnon tapa toimia on alkeellinen, se saavuttaa tavoitteensa, mutta kärsimyksen ja menetysten kautta. Homeoprofylaksia sallii yksilön kokea sairauden erittäin hienostuneella tavalla, kaikkien etujen kera, mutta ilman menetyksiä. Kiinnostuitko?

Mikrobien salainen elämä

Mikrobiologian historiasta näyttäisi puuttuvan yksi luku, jossa kerrotaan mikrobien pleomorfisesta (kreikkalaista alkuperää oleva sana, joka tarkoittaa monimuotoisuutta) luonteesta. Ne ovat toden totta todellisia muodonmuuttajia.

Koko perinteinen lääkitsemisjärjestelmä perustuu olettamukseen, että organismi on periaatteessa aseptinen (ei sisällä mikrobeja) ja että mikrobien läsnäolo tarkoittaa aina ulkoista invaasiota. Tämän oletuksen esitti Louis Pasteur, ja hän on ainoa henkilö, josta lääketieteen oppikirjat kertovat.

Louis Pasteurillä oli kuitenkin aikalainen, Antoine Bechamp, joka kannatti mikrobien pleomorfista teoriaa. Bechamp myönsi, että tietyt infektiot ovat ulkoisista tekijöistä johtuvia, mutta hän ymmärsi myös, että mikrobit muuttavat helposti muotoaan reaktiona organismin sisäiseen ympäristöön.

<u>Perinteinen tiede</u> perustuu seuraaviin opinkappaleisiin:

1. Pienin elävä yksikkö on solu.

2. Ihmisen keho on aseptinen, ja kaikkien kehosta löytyvien mikrobien on täytynyt tulla sinne ulkopuolelta.

3. Mikrobit ovat monomorfisia (niillä on yksilöllinen vakaa muoto, joka ei muutu).

<u>Pleomorfisen teorian</u> mukaan:

1. Solu ei ole primaarinen elävä yksikkö, vaan solujen sisällä elää itse asiassa pikkiriikkisiä alkukantaisia biologisia yksikköjä.

2. Organismi ei ole steriili, vaan sen sisällä asuu useita mikro-organismeja, jotka elävät keskenään homeostaasissa, kun maaperä on terve.

3. Mikro-organismit muuttavat muotoaan ja käyvät läpi määrätyn kasvusyklin reaktiona sisäisen ympäristön muutoksiin.

Antoine Bechamp, samoin kuin monet muut tutkijat hänen jälkeensä, ei voinut kieltää todisteita, joita he näkivät tutkittuaan tarkkaan mikro-organismeja: bakteerien muotoja kehittyy helposti alkukantaisista elävistä yksiköistä reaktiona kuolleen kudoksen olemassaoloon. Ne käyttäytyvät raadonsyöjien tavoin – ne ovat kehon haaskalintuja, pitävät sen puhtaana ja poistavat jätettä. Nämä muodot muuttuivat sitä virulenteimmiksi, mitä kauemmas homeostaasista organismi meni. Bakteerien muodot muuttivat muotoaan sieniksi ja viruksiksi.

Mikro-organismien kolonisaatio on luonnollista ja välttämätöntä useille elämän prosesseille, mutta sisäisen ympäristön häiriö saa ne kehittymään entistä patogeenisempiin muotoihin. Pleomorfisen teorian todistaminen ei ollut tieteentekijöiden alkuperäinen tavoite, se oli ainoastaan heidän havaintojensa luonnollinen johtopäätös.

Kaikki Bechampin ja Pasteurin jälkeen tulleet tieteentekijät (mm. Rife, Gerson, Naessens, Enderlain ja Chachoua) opetettiin seuraamaan Pasteurin teoriaa, ja he kaikki kamppailivat itsensä kanssa kohdatessaan kiistämättömiä vastakkaisia todisteita. Koska pleomorfinen teoria vaiennettiin ja suljettiin pois tieteellisestä opetuksesta, jokainen näistä tieteentekijöistä oli kirjaimellisesti aivan omillaan ja joutui aloittamaan alusta. He kaikki tulivat kuitenkin samaan lopputulokseen tietämättä toistensa tutkimuksista tai Antoine Bechampista.

Gersonilla oli vaikeuksia hyväksyä kiistämättömiä todisteita sisäisen maaperän tärkeydestä, kun hän näki, kuinka myrkytetyn organismin sisällä kasvaneet syövät palasivat kehityksessä taaksepäin, kun koko järjestelmä hapetettiin täydellisesti. Hän laati kaliumiin perustuvia ruokavalioita ja näki monien saavan takaisin terveytensä.

Rife keksi mikro-organismien pleomorfisen luonteen, kun hän huomasi muutoksen syöpäviljelmässä, jonka hän oli jättänyt paikoilleen. Hän eristi neljä eri syöpämikrobin muotoa ja osoitti, että ne voivat muuttua ja voivat muuttaa muotoaan kaikkein vähiten patogeeniseen muotoon, jonka hän nimesi Bx:ksi. Rife onnistui tappamaan mikrobin patogeenisimman muodon suuntaamalla siihen tietyn taajuuden säteen. Useat muutkin erilaisten sairauksien patogeeniset muodot menehtyivät tiettyjen taajuuksiensa säteiden vaikutuksesta, mutta siitä ei ole kirjoitettu lääketieteellisissä julkaisuissa.

Ennen Rifea saksalainen mikrobiologi Enderlein todisti, että kehossa kehittyy patogeenisia mikro-organismeja tietyissä olosuhteissa, nimittäin happo-emästasapainon muuttuessa, tiettyjen mineraalien puutteessa ja puutteellisen ravitsemuksen seurauksena. Liian hapan ympäristö saa ei-patogeeniset mikro-organismien muodot kehittymään virulenteimmiksi. Enderleinin tutkimukset osoittivat, että primitiiviset muodot elävät voimakkaan emäksisessä pH:ssa, bakteerien muodot elävät lievästi emäksisessä pH:ssa, sienten muodot keskiverron happamassa pH:ssa ja virusten muodot voimakkaan happamassa pH:ssa.

Naessenin tutkimukset keskittyivät solujen sisäisiin alkukantaisiin eläviin yksiköihin, jotka hän nimesi somatideiksi. Hän sai selville, että nämä yksiköt ovat tuhoutumattomia ja että samanaikaisesti niillä on kuusitoista kehitysvaihetta. Ensimmäiset kolme vaihetta ovat erittäin hyödyllisiä, ja loput vaiheet ovat lisääntyvässä määrin myrkyllisiä. Muutoksen laukaisi immuunijärjestelmän heikkeneminen, mikä johtui traumasta tai erilaisista syistä, mikä tarkoitti aina muutosta sisäisessä ympäristössä.

Chachoua keskittyi eläinorganismien vastustuskykyyn sairauksia kohtaan sekä tiettyjen elinten vastustuskykyyn organismin sisällä, erityisesti ohutsuoleen. Hän kiinnostui syövän spontaanista paranemisesta, jota edelsi vakava infektio. Tämä johti hänen nemesis-teoriaansa ja syöpäsolujen merkitsemiseen niin, että ne tulivat näkyvämmiksi immuunijärjestelmälle. Hän löysi jatkuvasti viljelmistään uusia mikro-organismeja, mikä voidaan selittää ainoastaan pleomorfismilla.

Eri tieteentekijät, eri tiet ja eri tarkoitusperät, mutta sama lopputulos: mikro-organismit ovat pleomorfisia. Pleomorfismi on kaksisuuntaista, mikä tarkoittaa, että mikro-organismit muuntuvat patogeenisempiin muotoihin, kun sisäiseen ympäristöön tulee häiriö, ja ne myös muuntuvat ei-patogeenisiin muotoihinsa, kun tasapaino saavutetaan jälleen.

Kaikille näille tieteentekijöille yhteistä oli myös virallisen lääketieteellisen yhteisön taholta tapahtuva vainoaminen: rankkoja

147

sakkoja, mediasta pois sulkeminen, suljettuja laboratorioita, välineistön takavarikoimista, asiakirjojen tuhoamista, vankilatuomioita sekä uhkauksia lääkärilupien menettämisestä kaikille sellaisille lääkäreille, jotka tukivat heitä tai olivat edes kiinnostuneita heidän työstään. Onko siis mikään yllätys, että et todennäköisesti ole edes kuullut heistä koskaan aikaisemmin? Tai että he olivat kaikki tietämättömiä toisistaan tai yhteisistä juuristaan? Mistä tukahduttaminen johtui? Eikö tieteen pitäisi ennen kaikkea olla kiinnostunut totuudesta? No, lääketehtaat tienaavat rahaa vain, jos on olemassa vihollinen, jota vastaan taistella, ja Pasteurin teoria avasi oven tälle taistelulle. Vielä tänä päivänäkin kuulemme sellaisia lauseita, kuin: "sota syöpää vastaan", "sota diabetesta vastaan", "hän taisteli kovasti sairauttaan vastaan", "tulen voittamaan tämän taistelun syöpää vastaan", ja niin edelleen. Vetovoiman laki sano selvästi: saat lisää sitä, mihin keskityt. Kaikki nämä "sodat" tuottavat vain lisää sitä, mistä ne yrittävät päästä eroon. Mutta yritetäänkö sitä edes oikeasti, vai halutaanko meidän vain luulevan niin?

1800-luvun lopulla ja 1900-luvun alussa monomorfisen ja pleomorfisen mikrobiteorian kannattajat kävivät kiihkeää väittelyä keskenään. Valitettavasti Louis Pasteurilla oli enemmän ystäviä korkeissa asemissa kuin hänen kollegoillaan, ja hänen teoriansa sopivat lääketehtaille, jotka olivat juuri kasvamassa ja saamassa yhä enemmän vaikutusvaltaa lääketieteen opetuksessa ja tutkimuksessa. Antoine Bechamp unohdettiin lähes täysin ja kaikkia, jotka vahingossa törmäsivät hänen teoriaansa, vainottiin ja heidän uransa lopetettiin.

Elämänsä loppuvaiheessa jopa Louis Pasteur näki totuuden ja sanoi: "Mikrobit eivät ole mitään, maaperä on tärkein." Mutta oli liian myöhäistä. Lääketieteelliset auktoriteetit olivat menossa tiettyyn suuntaan, eikä sitä pystytty enää muuttamaan. Koko perinteinen rokotusfilosofia perustuu Louis Pasteurin varhaiseen teoriaan. Tämä teoria on alkuperäinen juoksuhiekka. Ollakseen objektiivista perinteisen lääketieteen pitää yhä todistaa, että tietty mikrobi aiheuttaa tietyn sairauden, ja se on tehtävä Kochin vaatimusten mukaisesti:

1. Mikrobi on pystyttävä eristämään sairaasta elimistöstä.
2. Mikrobia pitää viljellä kehon ulkopuolella.
3. Kun kyseinen mikrobi injektoidaan terveeseen eläimeen, sen pitää aiheuttaa sama sairaus jokaisessa tapauksessa.

Tulet huomaamaan, että nämä vaatimukset eivät useinkaan täyty; ne täyttyvät itse asiassa erittäin harvoin. Mikä aikaansaa kysymyksen: kuinka monet rokotteet perustuvat Kochin vaatimuksiin ja kuinka monet niistä ovat hyödyttömiä yrityksiä ajaa takaa kuviteltua sairautta?

Yksittäiset taudit ja riskit

Parvovirus

Parvovirusepidemia puhkesi pentujen keskuudessa 1970-luvulla. Tämä kyseinen virus tarttui alun perin ainoastaan kissoihin – kissaruttona. Virus on erittäin vakaa eikä luonnostaan hyppää lajista toiseen. Koiriin on itse asiassa yritetty tartuttaa kissojen kissaruttovirusta, mutta kaikki yritykset ovat epäonnistuneet. Jotta lajien välinen kuilu pystyttiin ylittämään, piti tapahtua varteenotettavia geneettisiä muutoksia. Ne saatiin todennäköisesti aikaan laboratoriossa.

Koska parvovirus oli täysin uusi tauti koiralajille, se oli tuhoisa, ja jotkin pennut kuolivat tuntien sisällä sairastumisesta. Miten parvovirus tappaa? Kahdella tavalla: se voi hyökätä sydänlihaksen kimppuun (jolloin pennut kuolevat erittäin nopeasti) tai siitä saattaa kehittyä suolistoperäinen muoto, johon kuuluu tyypillinen parvoripuli (joka on erittäin pahanhajuista ja oranssinkeltaista väriltään). Tällöin suoliston seinämien suojaava kerros irtoaa, ja myrkkyjä imeytyy helposti verenkiertoon.

Voiko koiranpentu selvitä hengissä parvoviruksesta? Aivan varmasti! Joskus avuksi riittää jotakin niin yksinkertaista kuin peräruiske, joka peittää suoliston seinämät ja estää myrkkyjen imeytymisen siksi aikaa, kun elimistö hankkiutuu viruksesta eroon.

Hyvä esimerkki on vanha resepti, johon tulee kaopektaattia (kaoliinia ja pektiiniä) tai vaikkapa vain savea ja vettä. Toivottavasti ymmärrät, että sinun tulisi sairaan koiran tapauksessa ottaa yhteyttä ammattilaiseen, mutta voit tehdä tällaisen peräruiskeen sillä välin.

Keskitymme tietysti oikeanlaiseen ehkäisyyn, mikä on paljon helpompaa kuin parantaminen. Ehkäiseekö rokotus parvovirusta? Rokotus saattaa tehdä yhden kahdesta vaihtoehdosta: se saattaa aiheuttaa välittömän anafylaktisen reaktion tai se saattaa aiheuttaa parvoviruksen akuutin muodon. Kun koirasi sairastui parvoon viikko tai kaksi rokottamisen jälkeen, tiedän varmaankin, mitä tapahtui? Ei, sillä ei ollut jo tartuntaa etkä sinä vain rokottanut sitä liian myöhään. Rokotus tekee myös aina kolmannen asian, eli se antaa koirallesi kroonisen parvoviruksen muodon, joko kliinisen tai subkliinisen (rokotussairaus on autoimmuunisairaus). Muistathan, miltä akuutti parvo näyttää? Se hyökkää sydämen ja suoliston kimppuun. No, kaksi sairautta, jotka ovat seurausta rokotuksesta ja joiden esiintyvyys on ollut tasaisessa nousussa koirien keskuudessa aina parvorokotteen keksimisestä lähtien, ovat kardiomyopatia (sydänlihaksen sairaus) sekä IBD (tulehduksellinen suolistosairaus). Tarvitseeko minun sanoa enempää?

Rokotettu koira on vaaraksi muille koirille, koska se erittää virusta rokottamisen jälkeen. Ulostenäytteistä löytyy parvovirusta jopa kahden viikon ajan rokottamisen jälkeen.

Parvo on pentuiän sairaus ja tarttuu harvoin yli yksivuotiaisiin koiriin. Nuoret pennut ovat suurimmassa vaarassa, ja yli kahdeksan kuukauden ikäiset pennut selviävät yleensä helposti sairaudesta jopa ilman hoitoa. Vanhemmat koirat saavat tartunnan vain, jos niiden immuunijärjestelmä on erittäin pahasti heikentynyt. Sellaiset koirat eivät joka tapauksessa pysty muodostamaan vastetta rokotukseen, joten mitä järkeä on vuosittaisissa uusintarokotuksissa? Ei sinuakaan rokoteta vuosittain tuhkarokkoa vastaan niin kauan kuin elät, eihän? Voi ei! Annoin niille juuri idean!

Penikkatauti

Penikkatautivirus on läheistä sukua tuhkarokkovirukselle, ja se vaikuttaa moneen eri lajiin. Itse asiassa eläinlääkärien keskuudessa on tavallinen käytäntö antaa koirille tuhkarokkorokotus, etenkin aivan ensimmäisenä rokotuksena. Heidän teoriansa mukaan emältä saadut vasta-aineet neutraloivat penikkatautirokotteen, mutta tuhkarokkorokote voittaa tämän emältä saatujen vasta-aineiden aiheuttaman häiriön.

Tässäpä sinulle kysymys: oletko koskaan kuullut mitään yhtä naurettavaa? Mietitäänpä asiaa loogisesti. Jos emältä saadut vasta-aineet neutraloivat penikkataudin antigeenit (penikkatautiviruksen), siinä tapauksessa ne itsestään selvästi suojelevat myös itse penikkatautia vastaan. Miksi edes harkitaan imeväisikäisten pentujen rokottamista, kun emän maito vielä suojaa niitä? Ja miksi käyttää virusta, joka on koiralajille vieras (koirat eivät sairastu tuhkarokkoon, ja vaikka virukset ovat sukua keskenään, ne ovat tarpeeksi erilaiset estämään kunnollisen reaktion), kun tuo virus paljon todennäköisemmin aiheuttaa enkefaliitin, koska koiran organismi ei pysty millään ymmärtämään, miten sitä vastaan voisi taistella? Muistathan, että tätä käytäntöä harjoitetaan kaikkein nuorimpien pentujen kanssa; niillä on kaikkein kypsymättömin immuunijärjestelmä, ja siksi ne ovat suurimmassa vaarassa.

On olemassa toinenkin yhtymäkohta tuhkarokon ja penikkataudin välillä, ja se on rokotteen vaikutus lapsiin sekä koiriin. Tuhkarokkorokote, joka annetaan nykyään MPR-yhdistelmärokotteena (tuhkarokko/sikotauti/vihurirokko), koska yksittäiset rokotteet kuuluvat menneisyyteen, on autismin suurin aiheuttaja. Yli 90 % autististen lasten vanhemmista sanoo, että lasten terveydentila alkoi huonontua MPR-rokotteen saamisen jälkeen. Autismi on laaja-alainen häiriöiden kirjo, johon kuuluu käyttäytymishäiriöitä, itsetuhoista käytöstä, kyvyttömyyttä muodostaa suhteita toisiin, ruoansulatusongelmia, jne.

Monille koirille kehittyy penikkatautirokotuksen jälkeen täsmälleen tällaisia ongelmia: pakkomielteistä ja tuhoisaa käytöstä, välinpitämättömyyttä kipua ja itsensä vahingoittamista kohtaan, pelkoa tai aggressiivisuutta ilman näkyvää syytä, yhtäkkistä huutamista, äärimmäistä yliherkkyyttä aistiärsykkeitä kohtaan sekä kyvyttömyyttä muodostaa suhteita omistajiensa tai toisten koirien kanssa.

Vaikka koira altistuisi penikkatautivirukselle, kaikille koirille ei kehity itse kliinistä sairautta. Erittäin nuorelle pennulle tulee kenties vain ripulia, veristä sellaista, sekä ruokahaluttomuutta. Vanhemmilla pennuilla sekä aikuisilla koirilla penikkatautia esiintyy niin sanotusti kahdessa aallossa. Ensin koira näyttää sairaalta ja sillä on pari päivää kuumetta, minkä jälkeen se tuntuu toipuvan. Mutta sitten useiden päivien kuluttua iskee toinen aalto, ja siihen kuuluu vakavampia oireita: letargisuutta, kuumetta, ihottumaa, veristä ripulia, vuotoa kuonosta ja silmistä, konjunktiviittia (joka aiheuttaa silmien punoitusta ja valoherkkyyttä), keuhkokuumetta, epileptisiä kohtauksia, anturoiden sekä kuonon kovettumista, henkistä sekavuutta, nykimistä, aivokuumetta, jne. Tämä hermojärjestelmän sairaus voi johtaa selkäytimen vaurioitumiseen sekä halvaantumiseen (ajattele etenevää selkäydinrappeumaa, ja tässä on yksi sen aiheuttajista). Kaikilla sairastuneilla koirilla ei ole kaikkia näitä oireita, mutta ne kaikki ovat penikkataudin tyypillisiä oireita ja samoin rokotteiden aiheuttaman kroonisen penikkataudin oireita.

Penikkatautirokotteen yhdistäminen muihin rokotteisiin (tavallinen käytäntö) lisää suuresti todennäköisyyttä sille, että koiralle kehittyy todellinen viruksen aiheuttama penikkatauti. Penikkatautirokote ei ole kovin tehokas, ja se itse asiassa aiheuttaa suuremman riskin saada luonnollinen penikkatautivirustartunta. Penikkatautiepidemian aikana noin 70 % sairastuneista koirista on rokotettuja.

Penikkatautivirus erittyy emän maitoon. Jos emä rokotetaan, kun pennut vielä imevät maitoa, niille kehittyy penikkataudin oireita, jotka vaihtelevat neurologisista oireista täydelliseen viruksen aiheuttamaan penikkatautiin. Älä siis tee sitä! Penikkatautia voidaan turvallisesti ehkäistä käyttämällä homeoprofylaksiaa.

Tätä virusta on erittäin hankala saada hävitettyä tietyltä alueelta. Olen kuullut useita tarinoita siitä, kuinka ihmiset ovat muuttaneet uuteen kotiin ja kuinka heidän koiransa on sen jälkeen sairastunut penikkatautiin. Kun he ovat haastatelleet kodin entisiä omistajia, he ovat saaneet tietää, että paikalla on aikaisemmin esiintynyt penikkatautia. Tuollaisessa paikassa syntyneet pennut ovat jo saaneet tartunnan, eikä niitä pystytä pelastamaan ilman homeopaattista nosodia. Nosodi voidaan antaa tiineelle emälle, ja siten sitä ja sikiöitä voidaan suojella.

Koronavirus

Tämä on erittäin mielenkiintoinen virus, pääasiassa siksi, että kukaan ei ole vielä nähnyt sitä. Mutta kuinka rokote sitten valmistettiin?

Korona tunnetaan erittäin lievänä tautina, joka aiheuttaa muutaman päivän ripulin. Se on luultavasti parvoviruksen hyvänlaatuinen serkku, enkä yllättyisi, jos se olisi saman viruksen vähemmän virulentti muoto (mikrobithan ovat loppujen lopuksi pleomorfisia). Miksi sitten jollekin niin vähäpätöiselle viitsittiin kehittää rokote? Minun mielestäni syynä olivat tulot, mitä mieltä sinä olet?

Tämä sitaatti on koiranomistajan kotilääkintäkirjasta: "Koronavirusta vastaan rokottaminen ei estä tautia, mutta saattaa lieventää sairautta. Tämä on lievä tauti…" Siispä rokote vähentää lievän taudin vakavuutta. Kuinka jalo tavoite! Mutta jos sinulla on kenneli täynnä koiria ja niille kaikille tulee ripuli, se saattaisi olla ikävää, joten ajattelet luultavasti, että niin kauan kuin rokote ei ole itse tautia pahempi, miksi et kokeilisi sitä? Mutta onko rokote yhtä hyvänlaatuinen kuin tauti?

Vuonna 1983 ensimmäinen koronarokote päästettiin markkinoille osana yhdistelmärokotetta, ja sitten se vedettiin erittäin nopeasti markkinoilta – se tappoi noin 300 koiraa kahdessa kuukaudessa ja vahingoitti vakavasti noin tuhatta koiraa virallisten raporttien mukaan, jotka yleensä edustavat vain murto-osaa todellisista luvuista. Myöhemmin markkinoille tuli uudenlaisia koronavirusrokotteita, jotka tällä kertaa valmistettiin kissojen koronaviruksesta (FECV) tai kanarialinnun poxviruksesta vektoroidusta penikkatautiviruksesta.

Miksi koirille ei valmisteta rokotetta koirien koronaviruksesta? Muistatteko tämän luvun alun? Sitä ei ole oikeasti nähty. Sitä ei pystytä eristämään.

Eläinlääketieteen tohtori Don Hamilton kirjoittaa: "Aloin lähettää seeruminäytteitä testattavaksi etsiäkseni tautia (*koronaa*). Jatkoin tätä useiden kuukausien ajan. Vaikka ympärilläni olevat klinikat raportoivat tapauksia toistensa jälkeen, minä en koskaan saanut positiivista raporttia. Ei yhtään tapausta. Siispä tutkin kirjallisuutta ja sain selville, että suurin osa koronaviruksesta julkaistuista artikkeleista oli peräisin rokotevalmistajalta. Sitten eri yhtiö ilmoitti tuovansa markkinoille testin, jota voitaisiin käyttää klinikoilla sekä parvoviruksen että koronaviruksen testaamiseen... Mutta kun testit tulivat markkinoille, niissä oli pelkkä parvovirustesti. Soitin yhtiöön ja puhuin testin kehittäneen miehen kanssa. Hän kertoi minulle, että kuukausien etsinnän jälkeen he eivät yksinkertaisesti löytäneet yhtään koronavirusta, ja testiä oli mahdoton kehittää ilman virusnäytettä... Kysyin kaikista positiivisista tuloksista, joita kollegani raportoivat tutkittuaan ulosteita elektronimikroskoopilla (EM). Hän vahvisti, että EM-identifikaatio oli usein epätarkkaa, koska muita viruksia oli vaikea erottaa koronasta... Miksi yliopistot käyttävät EM-testausta serologian sijaan, jos EM on niin epätarkka? Vastaus? Yliopistoillakaan ei ollut virusta, jota he olisivat tarvinneet kehittääkseen serologisen testin."

Muistatteko Kochin postulaatit? Eikö ensimmäisessä sanota, että mikrobi pitää pystyä eristämään sairaasta kehosta? Niin minä ajattelinkin.

Leptospiroosi

Leptospiroosi on bakteeri, ei virus, ja siitä on olemassa yli 200 tunnettua kantaa tai serotyyppiä. Kliinisen taudin ilmenemismuoto riippuu tartunnan aiheuttaneesta kannasta. Tämä tauti on erittäin harvinainen; joillekin tartunnan saaneille koirille kehittyy akuutti muoto, jonka oireisiin kuuluu kuumetta, oksentelua, suun haavaumia sekä letargisuutta, kun taas toisille ei kehity lainkaan oireita.

Tauti välittyy koiriin rottien saastuneen virtsan mukana. Akuutin taudin ensioireita ovat oksentelu (sapensekaista), tummavirtsaisuus ja ripuli (tummat tai veriset ulosteet). Sen jälkeen eläimelle kehittyy sakraalialueen jäykkyyttä ja kipua, ja vatsa tuntuu kivuliaalta palpoidessa. Turkki on kuiva, ja eläin saattaa alkaa yskiä.

Luonnollinen infektio saattaa tarjota immuniteetin bakteerin eri kantoja vastaan, mutta niin ei ole rokotteen laita. Leptospiroosirokote on tehokas ainoastaan rokotteessa olevaa tiettyä kantaa vastaan. Nykyisessä rokotteessa on kaksi kantaa, jotka olivat aikoinaan vastuussa suurimmasta osasta koirilla tavatuista infektioista, mutta nuo kannat ovat muuttuneet, kun taas rokote on säilynyt ennallaan. Muistatteko, mitä kerroin teille B-soluista? Kuinka ne eivät tunnista antigeeniä, jos se 'vaihtaa ulkokuortaan' niin sanotusti?

Mikä on todennäköisyys, että rokotteessa olevat kannat osuvat yksiin oman maantieteellisen alueesi kantojen kanssa? Ei kovin suuri. Leptospiroosirokotteella, vaikka se toimisikin, on erittäin lyhyt tehoaika; titterit kestävät vain 1 – 3 kuukautta. Ei kovin hyvä vaihtokauppa, kun otetaan huomioon, että leptospiroosirokote on vastuussa noin 70 prosentista anafylaktisia reaktioita.

Allopaattiset eläinlääkärit tietysti ehdottaisivat, että koirat pitäisi rokottaa useammin, mutta muistattehan: vaikka jättäisimme huomiotta anafylaktisen reaktion vaaran, pistäisimme koiran kehoon tupla- tai triplamäärän rokotteessa olevia muita toksiineja.

Kennelyskä (bordetella)

Kennelyskä on hengitystieinfektio, jonka voi aiheuttaa bakteeri, virus tai mykoplasma. Mitä tartunnan saaneet koirat tekevät? Ne yskivät. Se ei ole maailmanloppu, se on pelkkä yskä, itseään rajoittava tauti, joka pystytään todella helposti hoitamaan homeopatialla. Tauti on tarttuva, mutta huomaattehan sanan 'kennel' kennelyskässä. Nyrkkisääntönä voidaan sanoa, että jos otat koiran pois kennelistä, se ei kohtaa kennelyskää.

Missä tämä on ongelma? Koirahoitoloissa, löytöeläinkodeissa, kaikkialla, missä olosuhteet ovat täpötäydet, eikä ole kunnollista ilmanvaihtoa. Sellaiset paikat ovat täydellisiä lisääntymisalustoja pöpöille. Eikä asiaa auta se, että pöpöt tuodaan väkivalloin paikalle rokotusten muodossa koirien tullessa tällaisiin paikkoihin. Seurataanpa jälleen logiikkaa ja tarkastellaan esimerkkiä löytöeläinhoitolaan tulevasta koirasta: Koira on jo ennestään stressaantunut, ja siksi sen immuunijärjestelmä on paineen alla, sitten se rokotetaan kaikella mahdollisella mitä auringon alta löytyy, sisältäen kennelyskärokotteen, ja sitten koira laitetaan kenneliin. Kennelyskärokotteen tiedetään aiheuttavan kennelyskää, joten se yhdistettynä täpötäysiin kennelolosuhteisiin, nyt meillä on usein toistuvia kennelyskäepidemioita. Onko se mikään yllätys? Kysykää keneltä tahansa kennelyskärokotteen tarkoitusta, ja he vastaavat, että sen on tarkoitus estää kennelyskää. Osoittakaa sitten kohteliaasti rokotettuja koiria, jotka yskivät ja yökkivät. Rokote ei ilmiselvästi ehkäissyt yhtään mitään. Mutta seuraava sisään tuleva koira saa kuitenkin rokotteen siitä huolimatta.

Mutta tämä ei kuitenkaan lopu tähän. Kaikki kennelyskää sairastavat koirat hoidetaan antibiooteilla, vaikka kennelyskä saattaa olla virusperäinen tai bakteeriperäinen, joten antibiootit eivät välttämättä edes pure siihen. Mutta koiran maksa kyllä kokee vahinkoa tästä sinnikkäästä iatrogeenisten loukkausten sarjasta. Koiran henki asetetaan myös (varomattomasti) vaaraan, sillä sekä rokote että antibiootit saattavat aiheuttaa anafylaktisen reaktion. Kaikki tämä pelkän yskän takia.

Injektoitava kennelyskärokote on vastuussa useimmista anafylaktisista reaktioista, kun taas kuonon kautta annettava rokote aiheuttaa yleisesti ottaen hengitystiesairauksia. Rokotteen saanut koira aiheuttaa tartuntavaaran muille koirille, vaikka nuokin koirat olisi rokotettu. Kuonon kautta annettavan rokotteen injektoiminen vahingossa on aiheuttanut maksavaurioita, kudosten kuolioita ja muita poikkeavuuksia.

161

Vaikka kennelyskä jätettäisiin hoitamatta, se väistyy itsestään noin viikossa. Eli 'viikko ilman antibiootteja on seitsemän päivää ilman antibiootteja'.

Brittiläinen eläinlääkäri Christopher Day on suorittanut tutkimuksen arvioidakseen kennelyskänosodin tehokkuutta verrattuna rokotteeseen. Hänen tulostensa mukaan nosodi oli tehokas, mutta hän sai myös erityisesti sitä etsimättä selville, että rokote lisäsi alttiutta tartunnan saamiseen. Mikä siis tarkoittaa, että koirasi on paremmassa turvassa, kun sitä ei rokoteta, vaikka se altistuisikin taudille. Kennelyskänosodi ehkäisee ja hoitaa kennelyskää ilman sivuvaikutuksia. Koirat, jotka eivät vietä aikaa koirahoitoloissa ja joilla on tarpeeksi raitista ilmaa, saavat tartunnan erittäin epätodennäköisesti (ellei niitä rokoteta).

Koirien tarttuva maksatulehdus

Tämä sairaus tarttuu koiriin ja kettuihin. Ketuilla sairaus näkyy enkefaliittina – se leviää infektoituneen virtsan mukana; taudin levittäminen voi jatkua kuukausia. Lievissä tarttuvan maksatulehduksen tapauksissa oireina saattaa olla pelkkää lievää lämmönnousua, ja ne jäävät usein huomiotta. Vakavammissa tapauksissa esiintyy ruokahalun menetystä sekä lisääntynyttä janoa, nielurisojen turpoamista, oksentelua, maksan ja vatsan kipua ja

162

arkuutta, konjunktiviittia, sarveiskalvon sameutta (hepatiittiin liittyvää sinisilmäisyyttä), pieniä verenvuotoja erityisesti vatsalla, ja hyytymisen vaikeutta. Näkyvät limakalvot muuttuvat punertaviksi, ja kurkku on turvonnut ja aristava. Nuoret pennut ovat paljon alttiimpia kuin aikuiset koirat, kun passiivinen immuniteetti puuttuu. Niille voi kehittyä krooninen hepatiitti. Hepatiitti on parannettavissa holistisella hoidolla.

Mutta millä todennäköisyydellä koirallesi todella kehittyy hepatiitti? Joidenkin eläinlääkärien mielestä tätä tautia ei edes enää ole olemassa. Jos esiintyykin, se on äärimmäisen harvinainen. Virus ei leviä ilman kautta, joten koirien pitäisi syödä saastunutta ruokaa tai nuolla saastunutta virtsaa tartunnan saadakseen.

Alkuperäinen CAV-1-rokote on hylätty vakavien sivuvaikutusten vuoksi. Uusi CAV-2-rokote on turvallisempi kuin ensimmäinen, mutta se ei tarkoita, että sekään olisi turvallinen (mikään rokote ei ole). Se saattaa aiheuttaa hepatiittia, aiheuttaa silmien sinisyyttä ja lisätä enkefaliitin riskiä, kun se annetaan samaan aikaan penikkatautirokotteen kanssa (ja niin tehdään joka tapauksessa aina). Tietenkin voi ilmetä myös lukuisia muita sairaustiloja tukahdutetun immuunijärjestelmän seurauksena.

Rabies

Yksikään toinen koirien sairaus ei aiheuta niin paljon pelkoa kuin rabies, mikä näkyy lainsäädännössä, jonka perusteella vaaditaan jopa sisäkissojen rokottamista. Mikään ei todellakaan pysty sumentamaan mieltä yhtä hyvin kuin pelko.

Rabieksen vektori on rhabdovirus, ja se välittyy yleensä syljen kautta. Sillä ei ole tarkkaa itämisaikaa, se voi vaihdella viikosta neljään tai viiteen kuukauteen, ja tartunnan saanut eläin saattaa sairastua tai sitten ei. Virus pysyy sisääntulopaikan ympärillä replikoituessaan ja kulkee sitten selkärankaan, aivoihin, nielurisoihin ja sylkirauhasiin. Sylkirauhaset ovat syynä rabiekseen liittyvään klassiseen vaahtosuiseen mielikuvaan. Kaikkein silmiinpistävin oire on tietysti aggressiivisuus. Rabiekseen kuuluu laaja kirjo käyttäytymismuutoksia, ja aggressiivisuutta saattaa esiintyä, tai sitten ei. Rabiekseen sairastunut koira saattaa käyttäytyä myös takertuvasti, tuijottavasti, sen lihakset saattavat nykiä, sillä voi olla vaikeuksia niellä, yökkimistä, kohtauksia, koordinaation menetystä, halvauksia tai se saattaa kuolla. Tai sillä ei ole mitään näkyviä merkkejä. Se saattaa kuolla tai toipua.

Koska rabiekseen liittyy niin paljon pelkoa, valitettavasti yhdenkään koiran, jonka epäillään sairastuneen, ei anneta elää. Tiedän naisen, joka soitti erääseen eläinlääketieteelliseen yliopistoon kysyäkseen, oliko olemassa testiä, jolla saisi selville, oliko hänen koiransa saanut rabiestartunnan; se joutui tappeluun kulkukoiran kanssa, ja hän oli huolissaan. Tiedätkö, mitä hänelle sanottiin? Häntä kehotettiin leikkaamaan koiraltaan pään irti ja lähettämään sen tutkittavaksi. Vähän tarkoituksen vastaista, eikö sinustakin? Ja jos hän todella halusi tappaa koiransa, sitä ei olisi tarvinnut tehdä Ranskan vallankumouksen tyyliin.

Se, kuinka usein rabiesrokote annetaan, riippuu Yhdysvalloissa kunkin osavaltion laista. Joissakin se vaaditaan vuoden välein, toisissa kolmen vuoden välein. Valmistajat valmistavat velvollisuudentuntoisesti pakkauksia, joissa lukee 'yhden vuoden' tai 'kolmen vuoden' rokote. Puhuin pakkauksista, koska niiden sisällä oleva rokote on täsmälleen sama. Oletko koskaan miettinyt, miten rokotteen tehon kesto päätellään? Se riippuu oikeasti siitä, paljonko rahaa tutkijoilla on. Kun he suorittivat yhden vuoden testin, he rokottivat koirat, pitivät niitä hengissä vuoden, yrittivät tartuttaa taudin niihin, tappoivat ne sitten ja tutkivat niiden aivot rabieksen merkkien varalta. Kolmen vuoden testiä varten heillä oli tarpeeksi rahaa pitää koirat hengissä kolme vuotta. Siispä kunnollisessa pakkausmerkinnässä pitäisi lukea 'tehoaa vähintään kolme vuotta', koska kukaan ei oikeasti tiedä, kuinka pitkään immuniteetti säilyy.

Rabiesrokote on pahamaineisin hermojärjestelmän tuhoaja; koska itse tauti hyökkää hermoston kimppuun, on loogisesti pääteltävissä, että rokote aiheuttaa kaikenlaisia neurologisia ongelmia, ja niin se todellakin tekee. Ei tarvitse etsiä kauempaa kuin tarkastella kiltteinä pidettyjen rotujen parissa tapahtunutta aggressiivisen käytöksen kasvua. Entäpä epilepsiatapausten kasvu? Kouristuksia, suun vaahtoamista... näyttää ihan rabiekselta, eikö vain? Ja sitten on takapään halvauksia, usein ilman näkyvää syytä, paitsi äskettäin annettu rabiesrokotus.

Rokotuksen aiheuttama aggressiivisuus (ja muut oireet) ei välttämättä ilmene pikkuhiljaa useiden sukupolvien kuluessa. Tosiasiassa useimpien koirien koko olemus muuttuu tuntien sisällä rokotuksen saamisesta, eikä se välttämättä koskaan palaa entiselleen.

Muihin rabiesrokotuksen jälkeisiin oireisiin kuuluvat kasvaimet, yhtäkkinen kuihtuminen, kuume, hengitysvaikeudet, nokkosihottuma, oksentelu, ripuli, verenvuoto kaikista verisuonista, jopa silmistä, koko kehon turpoaminen, niveltulehdus, kudosten kuolio, joka johtaa leesioihin ja ihon menettämiseen, jne.

Tässä kohtaa useimmat ihmiset kohauttavat olkapäitään ja sanovat: "Mutta laki vaatii rokottamaan." Useimmat aiheesta kirjoittavat kirjailijat kertovat rokotusten aiheuttamista kauheuksista ja kehottavat sitten noudattamaan lakia. Minä kysyn yksinkertaisen kysymyksen: "Keiden lakia haluat noudattaa? Jumalan lakia, joka kehottaa 'Älä aiheuta vahinkoa' vai ihmisten lakia, joka on muutettavissa ja joka on usein luotu tiettyyn tarkoitukseen tiettyjen tahojen etujen mukaiseksi?" Sinä ja minä emme ole kovin erityisiä, jos satuit ihmettelemään.

Koska ihmiset muuttavat lakejaan, tehdään niin! Kun eläimet menettävät oikeutensa koskemattomuuteen, lapset seuraavat perässä. Vapaus tehdä eläintemme kanssa niin kuin parhaaksi näemme, on *meidän* vapautemme.

Jäykkäkouristus (Tetanus)

Koirat eivät ole kovin alttiita saamaan jäykkäkouristusta. Kuitenkin nopeasti parantuvat syvät pistohaavat saattavat aiheuttaa sitä.

Sen takia tetanusnosodin pitäminen käden ulottuvilla on todella hyvä idea ja olen sisällyttänyt sen immunisaatiopakkaukseen, mutta sitä ei ole listattu ohjelmaan, koska sitä pitäisi käyttää vain tarvittaessa. Ei siitä mitään haittaa olisi, mutta ei ole yksinkertaisesti mitään tarvetta antaa sitä, ellei koirallesi oikeasti tule syvää pistohaavaa.

Jäykkäkouristuksen oireet ilmestyvät noin viikko vamman jälkeen. Ensiksi ilmenee erilaisia lihassupistuksia, leukalihasten kramppeja, jäykkyyttä, selän köyristelyä, heikkoutta, kehon venyttelyä sekä tiettyjä epämuodostumia, kuten huulen takaisin vetämistä. Kun toksiini pääsee keskushermostoon, esiintyy lisääntynyttä yliherkkyyttä ulkoisille ärsykkeille (valolle ja äänille). Hengityselinten spasmit saattavat johtaa tartunnan saaneen eläimen kuolemaan.

Jos koirallesi tulee syvä pistohaava, ala välittömästi antaa sille nosodia. Ei vara venettä kaada! Anna nosodia kahdesti päivässä kolmen päivän ajan ja sitten kerran päivässä viiden päivän ajan; siihen mennessä vaara on ohi. Sen lisäksi tulisi antaa homeopaattisia lääkeaineita Hypericum ja Ledum – ne auttavat pistohaavassa huolimatta siitä, onko siinä tetanusta vai ei.

Borrelioosi

Borrelioosin ja kaikkien muiden yllä kuvattujen tautien välillä on yksi iso ero. Kaikki muut ovat itseään rajoittavia, mikä tarkoittaa yksikertaisesti sitä, että niille on näkyvissä loppu. Sairas koira joko toipuu tai kuolee melko lyhyessä ajassa, mutta et koskaan kuule kenenkään sanovan "Koirani on sairastanut parvoa vuoden ajan."

Borrelioosi on kuitenkin krooninen sairaus. Oireet saattavat tulla ja mennä, mutta tauti itsessään ei koskaan lähde pois – se on suuri hämääjä, joka näyttäytyy monina erilaisina oireina. Ensimmäinen borrelioosiesiintymä oli sairaus, joka välittyi peuran punkin välityksellä, ja se sijoittui maantieteellisesti rajatulle alueelle. Ajan kuluessa oireita tuli yhä useammille ihmisille ja eläimille, vaikka heitä ei koskaan ollut purrut punkki. Todistamme borrelioosin räjähdysmäistä kasvua, jota eivät rajoita sen vektori eikä maantieteellinen alue. Onko peurojen punkkien määrä kasvanut räjähdysmäisesti borrelioosin kasvun mukaisesti? Kerääntyvätkö ihmiset ja eläimet alueille, joilla on peurojen punkkeja? Entä ne, jotka eivät koskaan ole tulleet lähellekään punkkia?

Olemme näkemässä ilmenemää sellaisesta sairaudesta, joka on paljon syvemmällä kuin alun perin luultiinkaan. Heilkunstin parissa näemme sen ja hoidamme sitä yhtenä miasmoista, jotka määritellään syviksi periytyviksi sairauksiksi, joista kaikki ilmenevät tiettyinä historian aikoina (ja tämä on selvästikin borrelioosin aikaa). Miasman parantaminen vaatii kokonaisvaltaista hoitoa, koska potilaan on oltava tarpeeksi vahva käydäkseen läpi kunnollisen paranemisreaktion saattaakseen prosessin loppuun.

Jos koirasi on saanut borrelioositartunnan, on loogista miettiä, miksi ja miten se tapahtui. Puriko sitä yksinkertaisesti punkki, tai auttaako se sinua kantamaan periytyvää sairauslastiasi? Tässä kohtaa asiat muuttuvat monimutkaisiksi. Siksi en voi kertoa sinulle, että borrelioosinosodi yksinään voisi täysin ehkäistä tautia, aivan samoin kuin en voi kertoa, että syöpää voisi ehkäistä yhdellä yksittäisellä

169

lääkeaineella. Kroonisista sairauksista vapautuminen riippuu monista tekijöistä, ravinnosta ja yleisestä hyvinvoinnista, perinnöllisistä taipumuksista, henkilökohtaisesta historiasta ja omistajan terveydestä.

Olet varmasti tähän mennessä ymmärtänyt, että allopaattinen borrelioosirokote on vaarallinen ja epätaloudellinen pyrkimys. Ensinnäkin, se saattaa aiheuttaa borrelioosia, eikä koira toivu siitä viikossa, kuukaudessa tai välttämättä koskaan. Eläinlääkärit hoitavat sitä antibiooteilla, mikä ei millään tavalla paranna, vaan ainoastaan tukahduttaa. Vakavan kroonisen sairauden, kuten borrelioosin, tukahduttaminen tekee siitä vain vaarallisemman, koska se ajaa taudin syvemmälle organismiin. Yli puolet koirista, jotka ovat testien mukaan positiivisia borrelioosin kantajia ja joilla on aktiivisia oireita, ovat samoja koiria, jotka on aikaisemmin rokotettu sitä vastaan.

Borrelioosinosodi sisältyy valmistamaani pakkaukseen, ja ihmisten, jotka asuvat alueilla, joilla esiintyy peurojen punkkeja, ja jotka vievät koiriaan metsään, pitäisi käyttää sitä. Pidä kuitenkin mielessä, että peurojen punkki ei ole ainoa vektori tälle sairaudelle. Jos koirallesi tulee paranemisreaktio, kun sille on annettu borrelioosinosodia, se tarkoittaa, että sen elimistössä oli jo olemassa sairauden kerros. Yksi sääntö, joka koskee kaikkia sairauksia, on: 'parempi ulkona kuin sisällä'. Jos sairaus haluaa tulla ulos, älä näe sitä kirouksena, vaan

170

siunauksena, koska siten oikeasti ehkäistiin jotakin vakavampaa, jota et olisi pystynyt ennustamaan.

Traumaattisen historian poistaminen

Oletko huolissasi, koska koirasi on saanut useita rokotuksia useiden vuosien ajan? Näkyykö sen terveydessä jo heikkenemisen merkkejä? On helppoa aloittaa kaikki oikein uuden pennun ja kunnollisen tiedon kanssa, mutta entä vanhempi koira? Onko mitään tehtävissä?

Voin vastata sinulle kaikuvasti KYLLÄ.

Rokotusten aiheuttamat vahingot voidaan poistaa, mutta vain jos se tehdään periaatteiden mukaisesti. Muistatko paranemisen lain? Se tarkoittaa, että dynaaminen lääkeaine tuhoaa organismissa olevan samankaltaisen sairauden, koska se on voimakkaampi kuin luonnollinen sairaus ja myös voimakkaampi kuin rokotuksen aiheuttama sairaus.

Lääkeaine pitää antaa:

- oikealla annostuksella
- oikeassa potenssissa
- oikeaan aikaan.

Ajan käsite edellyttää peräkkäistä lähestymistapaa, joka poistaa sokit, traumat, sairaudet, invasiivisten toimenpiteiden vaikutukset ja perityt sairaustaipumukset; toisin sanoen kaiken paranemisen tiellä olevan. Temppu on siinä, että ne pitää poistaa päinvastaisessa järjestyksessä kuin missä ne ovat tulleet, alkaen kaikkein tuoreimmasta tapahtumasta siirtyen ajassa taaksepäin. Sellainen hoito kerää elävän olennon rikkinäiset osat yhteen ja laittaa jokaisen palan takaisin paikoilleen ja antaa organismin toimia kokonaisuutena. Kukin organismi osallistuu tähän ajan halki kulkemiseen omalla erityisellä tavallaan ja tarvitsee apua koulutetulta ammattilaiselta, joka ymmärtää sekä hoitomuodon että hoitamansa lajin aspekteja. Jos koirallasi on jotain terveysongelmia, sinun tulisi vakavasti harkita sitä.

Kun jokainen sokki, trauma tai rokotustapahtuma poistetaan koirasi organismin muistista, se muuttuu kokonaisemmaksi, vahvemmaksi ja terveemmäksi. Tämän prosessin aikana sen keho käy läpi muutoksia, saaden aikaan puhdistumisreaktioita ja 'uudelleenjärjestymistä', jota kutsutaan paranemisreaktioksi ja mikä antaa meille varmistusta siitä, että olemme oikealla tiellä. Monet sairaustilan oireet putoavat pois ja sitten lopulta koirasi palautuu kokonaiseksi. Jääkö jotain oireita jäljelle? Joskus. Jos niin käy, se on yleensä merkki laajasta fyysisestä vahingosta, jota ei pystytä täysin korjaamaan, mahdollisesta syvään juurtuneesta perinnöllisestä ongelmasta tai siitä, että lemmikki osallistuu omistajansa sairauteen tai ongelmiin. Koirat ovat sielutason olentoja, ne suodattavat perheensä ongelmia jättiläismäisten munuaisten tavoin. Koiralla ei ole egon luomaa muuria, joka sallisi sen päättää, ettei se halua osallistua. Kun voitat omat terveysongelmasi, autat koiraasi voittamaan sen ongelmat.

Kun aikaisemmat ongelmat (kuten aikaisempien rokotusten aiheuttamat ongelmat) on nyt poistettu ja eheys saavutettu, koirasi pystyy paljon paremmin vastaamaan tuleviin haasteisiin, joita sen eteen tulee.

Koska jokainen sairaus vaatii alttiuden sairastua siihen ja koska organismin toipuminen sairauden poistamisen jälkeen riippuu alttiuden poistamisesta, meidän täytyy varmistaa, että kaikki koiriemme biologiset tarpeet on täytetty. Vaikka homeopaattinen lääkeaine poistaa sairaustilan, luontaisen paranemisvoiman pitää saattaa organismi takaisin tasapainoon ja rakentaa uudelleen kaikki vahingoittuneet kudokset.

Lajityypillisen ravinnon tarjoaminen on ensimmäinen askel. Koirien ravintotarpeiden ja niihin liittyvien myyttien kokonaisvaltainen läpikäyminen on tämän kirjan ulottumattomissa, mutta jos muistat seurata näitä yksinkertaisia sääntöjä, et astu harhaan. Koirat ovat lihansyöjiä, eivät sekasyöjiä. Niiden koko fysiologia, hampaiden muodosta ruoansulatuskanavan pituuteen kertoo eläimestä, jonka on tarkoitus syödä ruhoja. Ei, koirat eivät syö saaliseläintensä

173

vatsalaukun sisältöä; villikoirien tarkkaileminen on näyttänyt, että nuo osat ne yleensä jättävät syömättä. Ei, raa'at luut eivät vahingoita niitä; jos saalistajien olisi tarkoitus vahingoittua saaliseläinten syömisestä, ne olisivat jo kuolleet sukupuuttoon. Ei, ne eivät ole tottuneet prosessoituun ruokaan, tai ne olisivat osoittaneet sen muuttamalla muotoaan. Kukaan ei ikinä totu kuolleen ruoan syömiseen. Kuumennettu ruoka on kuollutta ruokaa; koirien pitää syödä raakoja ruhoja tai niiden osia saadakseen ehjiä, elämää antavia ravintoaineita.

Raikas vesi, liikunta, rakkaus ja tarkoituksellinen elämä ovat aivan yhtä tärkeitä.

Voimme nyt tehdä yhteenvedon kaikista askelista, jotka varmistavat koirasi optimaalisen terveydentilan:

-   aikaisempien traumojen poistaminen
-   immunisaatio homeoprofylaksian avulla
-   kunnollinen ravinto, ympäristö ja yleinen hyvinvointi
-   omistajan terve mielentila, mikä tarkoittaa vakaata ja tasapainoista koiraa.

Nämä ovat todellisen dynaamisen immuniteetin neljä tukipylvästä.

Ennaltaehkäisy

Lopultakin pääsemme asiaan! Olen antamassa vastauksen kysymykseen, kuinka ehkäistä tiettyjä sairauksia. Tieto, jonka olet kerännyt lukemalla näin pitkälle, on tärkeää ja välttämätöntä – se on perusta sille, että ymmärrät kunnollisesti homeoprofylaksian arvon ja periaatteet.

Lopullinen ero, joka meidän pitää pystyä tekemään, on sairauden perusolemuksen ja sen manifestaation välinen ero. Perusolemus tai syy on sairauden muuttumaton puoli, josta on meille paljon apua, koska se on suoraan verrannollinen yksittäiseen lääkeaineeseen.

Tämä sairauden perusolemuksen ja siihen liittyvän vakiolääkeaineen välinen suora yhteys vapauttaa meidät homeopatian suurimmasta painajaisesta – oikean lääkeaineen valinnasta, mitä kutsutaan myös repertorisoinniksi (oireiden keräämistä ja niiden pisteyttämistä). Repertorisointi on ykkössyy sille, miksi maallikot eivät innostu homeopatiasta; siitä tuntuu olevan liikaa vaivaa, ja niin siitä onkin.

Tri Hahnemann sanoi, että meidän pitää repertorisoida vain, jos sairauden syy ei ole tiedossa. Kuitenkin homeopaatit, jotka ajattelevat sairauksia vain oireiden kautta, jäävät ikuisiksi ajoiksi jumiin pelkkien oireiden keräämiseen. Mistä oireet loppujen lopuksi syntyvät? Ovatko ne sairaus vai sen lopputulos?

Kun sairauden perusolemus tunkeutuu elävän olennon perusolemukseen, se on kuin loinen, joka imee elämänvoimaa pois. Sairastunut organismi aistii tämän tunkeutumisen ja yrittää häätää loista, työntää sitä ulos. Tämä organismin yritys päästä eroon sairaudesta tuottaa oireet. Siksi oireet ovat oikeasti luonnollisen paranemisvoiman tuotoksia sen yrittäessä palauttaa terveyttä. Muistatko esimerkiksi, kun olet ollut flunssassa? Sen ensimmäisen tunteen, ennen mitään oireita, että jokin on pielessä? Et pysty määrittämään sitä tarkemmin, mutta tiedät, että sinusta ei tunnu samalta. Se on sairauden tunne. Mitä jos voisit estää tuon tunteen, ennen kuin se tuottaa mitään oireita? Siitä on kyse immunisaatiossa, josta puhumme.

Oirekuva voi olla hyvinkin vaihteleva, koska jokainen sairausprosessi suodattuu tietyn yksilöllisen konstituution läpi. Siksi eri ihmiset ja eri eläimet ilmaisevat tiettyä sairautta eri tavoin.

Katsotaanpa esimerkiksi rabiesta. Kaikilla koirilla ei ole samanlaisia oireita. Jotkin koirat muuttuvat takertuviksi, toiset juoksevat karkuun. Joistakin koirista tulee aggressiivisia, toisista vain letargisia tai jotkin halvaantuvat. Joillakin ei ole mitään näkyviä oireita, ja ne joko yhtäkkisesti kuolevat tai jatkavat elämäänsä kuin mitään ei olisi tapahtunutkaan. Jos kerran eri koirilla esiintyy erilaisia kärsimyksen muotoja, miten voimme löytää samankaltaisen lääkeaineen, joka sopii niille kaikille? Emme voikaan. Jos tiedät, että koiraasi on purrut rabiestartunnan saanut eläin, tiedätkö, millaisia oireita sille ilmaantuu itämisajan jälkeen? Et tietenkään. Voisit tietenkin odottaa, kunnes sairaus olisi täysin puhjennut ja oireet erotettavissa, mutta kuka haluaisi tehdä niin?!

Mikä on yksi asia, jonka tiedät varmasti? Tiedät, että koirasi on saanut rabiestartunnan. Mitä tahansa oireita sille ilmaantuu tai ei ilmaannu tulevaisuudessa, sinä tiedät, että kyseessä on rabies. Kun annat sille lääkeainetta, joka resonoi itse rabiesilmiön kanssa, parannat rabieksen, missä tahansa muodossa se haluaakaan tulla esiin. Tästä on kyse, kun määrätään lääkeaine perusolemuksen mukaan – etsitään syy – tarkka perusolemus sen sijaan, että etsittäisiin lääkeaine, joka tuottaisi samankaltaista kärsimystä. Kausaalinen sairaus on luonnossa vakio (rabies on rabies on rabies), ja siksi sille on olemassa tietty vakiolääkeaine; oirekuvat vaihtelevat luonnossa ja ovat erittäin yksilöllisiä (riippuen potilaan yksilöllisen konstituution tyypistä ja vahvuudesta). Tri Hahnemann sanoi, että todellinen ennaltaehkäisy voidaan saavuttaa vain käyttämällä lääkeainetta, joka pystyy myös parantamaan täysin puhjenneen sairauden. Millä tavalla rokotukset kestävät sellaista tarkastelua? Rabiesesimerkissä rabiesnosodin antaminen pureman jälkeen saa aikaan paranemisen, sekä sen antaminen etukäteen saa aikaan ennaltaehkäisyn, ja se on paras menetelmä, eikö vain?

Homeoprofylaksian kautta voimme ehkäistä sairauksia laajasti, eikä meidän tarvitse odottaa, että sairaudet puhkeavat, ennen kuin voimme löytää samankaltaisen lääkeaineen. Näin tri Hahnemann sanoi rabieksesta (hydrofobiasta) sekä ennaltaehkäisystä yleensä ottaen:

"Samaan tapaan ei voi olla olemassa yhtäkään hydrofobiaa ennaltaehkäisevää lääkeainetta, joka ei samanaikaisesti todista olevansa erittäin tehokas lääkeaine täysin kehittyneeseen hydrofobiaan. Aloitetaan tästä lähtöpisteestä. Löydettäköön lääkeaine, joka on jo parantanut ainakin kymmenen ihmistä, joilla todella oli hydrofobia, poikkeuksetta ja pysyvästi; se on ja sen täytyy olla samalla tavalla paras ennaltaehkäisykeino. Mutta yksikään lääkeaine, joka ei läpäise tätä testiä, ei voi koskaan järjen ja kokemuksen mukaan olla luotettava ennaltaehkäisymenetelmä."

- *Lesser Writings* -kirjoituksista

Miten mikrobit sitten sopivat kuvaan? Ne ovat vektoreita, tietyn sairauden olemuksen valitsemia tartunnanlevittäjiä. Ja käyttämällä niitä voimme (laimentamalla ja potensoimalla) vapauttaa tuon sairauden olemuksen ja pullottaa sen. Kirjaimellisesti.

Koska mikrobit ovat pleomorfisia (muuttuvat maaperän mukaan), niiden muoto ei ole koskaan pysyvä. Rokotteet pystyvät keskittymään vain rajattuun määrään mikrobimuotoja tiettyyn aikaan (yleensä vain yhteen), ja rokotuksen jälkeen taistelusta väsyneiden B-solujen tuottamat vasta-aineet keskittyvät ainoastaan tuohon tiettyyn mikrobimuotoon ja jättävät kaikki muut totaalisesti ulkopuolelle. Toisaalta homeoprofylaksia ei keskity mihinkään tiettyyn mikrobimuotoon, vaan koko sairauden ilmiöön. Homeoprofylaksialla saavutettu immuniteetti on riippumatonta mikro-organismien muodoista ja mutaatioista. Se suojaa sairautta vastaan tämänhetkisestä kannasta huolimatta eikä muuta biologista tasapainoa. Toisin sanoen organismin ei tarvitse nähdä suurta vaivaa päästäkseen takaisin homeostaasiin. Se on todellista ennaltaehkäisyä – ilman uhrauksia.

Lääkeaineet ja protokollat

Homeopaattiset lääkeaineet, joita käytetään sairauksien ehkäisyyn, ovat nosodeja, jotka valmistetaan sairausmateriaaleista. Ne on laimennettu ja potensoitu niin monta kertaa, ettei jäljelle jää raaka-ainetta, ja sitten ne on järjestetty nousevissa potensseissa.

Jokaisella lääkeaineella on kyky häiritä organismia. Voimme kutsua tätä häiriötä keinotekoiseksi sairaudeksi, eikä se ole millään muotoa paha asia. Koska nämä lääkeaineet toimivat eteerisellä (energeettisellä) tasolla, tämä keinotekoinen sairaus on useimmiten huomaamaton. Lääkeaineen antamisen jälkeen tapahtuu yksi kahdesta asiasta, riippuen organismin tilasta:

1. Jos organismissa on samankaltainen luonnollinen sairaus, tämä uusi keinotekoinen sairaus tuhoaa sen paranemisen lakien mukaisesti. Organismin tehtäväksi jää tässä tapauksessa homeostaasin palauttaminen sairauden poistuttua. Tätä palauttamista kutsutaan myös paranemisreaktioksi, ja se saattaa olla näkyvä, mutta ei koskaan vahingollinen.

2. Jos organismissa ei ole samankaltaista sairautta, luonnollinen paranemisvoima kohoaa vastauksena keinotekoiseen sairauteen. Koska tämä keinotekoinen sairaus on olemassa eteerisellä tasolla ja lähtee helposti itsestään pois, taistelu on helppo ja luonnollinen paranemisvoima voittaa varmasti. Mitä tässä siis tapahtui? Ensinnäkin, potilas ei todennäköisesti edes tuntenut lainkaan tätä hienovaraista energeettistä taistelua. Toiseksi, organismi on saanut tutustua tietyn sairauden perusolemukseen sekä tunnistaa, kokea ja voittaa sen. Ei ole enää tarvetta kokea sitä fyysisesti. Jokainen luonnollinen sairaus tunkeutuu ensin eteeriseen (energeettiseen) kehoon,

ja tällä kynnyksellä se tunnistetaan ja pysäytetään tulevaisuudessa. Siitä johtuen kyseessä on ennaltaehkäisy.

Dynaamisia lääkeaineita on yleisesti ottaen helpoin antaa. Niitä on olemassa helminä, nesteinä, syötävinä papereina sekä jauheina. Ne voidaan laittaa suoraan suuhun, juomaveteen, ruoan päälle, jne. Ne eivät maistu miltään muulta kuin kantoaineelta, kuten maitosokerilta. Ne ovat siis melko lailla huomaamattomia nirsolle potilaalle. Vertaa sitä injektion aiheuttamaan tunkeutumiseen!

Suosittelemani potenssit ennaltaehkäisyyn ovat 200C (matalin), 1M (korkeampi) ja 10M (korkein). Näitä potensseja homeopaattiset apteekit tavallisesti valmistavat. Numerot ja kirjaimet viittaavat siihen, kuinka monta kertaa lääkeainetta on laimennettu ja ravistettu. Siirrytäänpä sitten joihinkin protokolliin.

Jos emä on terve ja vastasyntyneet pennut imevät pelkästään maitoa, niillä on täydellinen suoja emänmaidon ansiosta. Kaikenlainen tarvittava sairauksien ennaltaehkäisy voidaan saavuttaa antamalla lääkeainetta emälle, joka välittää sen sitten pennuilleen. Voiko lääkeainetta antaa pennuille suoraan? Voi, mutta se ei ole tarpeen. Yleensä tarvitaan ainoastaan yksi annos 200C-potenssissa. On tietysti olemassa muunnelmia samasta aiheesta. Sanotaan vaikka, että sinulla on imettävä emä, pentuja sekä toinen koira, joka on saanut kennelyskän. Antaisit emälle yhden annoksen päivittäin niin pitkään kuin vaaraa esiintyy. Ja antaisit lääkeainetta sairaalle koiralle parantaaksesi sen. Ja pitäisit emän poissa kaikkien juuri rokotettujen koirien luota, jotka levittävät viruksia joka puolelle.

Kahden kuukauden (noin vieroitusikäiset) ja yhden vuoden välissä olevat pennut ovat alttiimpia saamaan tartuntoja, ja parvo ja penikkatauti ovat kaksi eniten huolta aiheuttavaa. Aloitetaan siis niistä nosodeista, muut voivat odottaa jonkin aikaa.

Ensimmäinen annos annetaan, kun pennut alkavat syödä kiinteää ruokaa tai heti kun uusi pentu saapuu uuteen kotiin. Aloita parvonosodilla, yksi annos 200C-potenssissa. Entä jos epäilet, että pentu on altistunut penikkatautivirukselle? Aloita siinä tapauksessa penikkataudilla. Sääntöjä ei ole kirjoitettu kiveen. Viikkoa myöhemmin anna annos penikkatautinosodia 200C-potenssissa. Miksi odotamme viikon ajan? Lääkeaineen vaikutus ei kestä viikkoa – se kestä vain pienen hetken – mutta meidän on odotettava antaaksemme organismille mahdollisuuden saada aikaan paranemisreaktio, jos sen pitää tehdä niin. Kun käytämme ennaltaehkäisyä, oletamme, että pennulla ei ole kyseistä sairautta, mutta siinä tapauksessa, että se on saanut tartunnan, mutta oireet eivät ole vielä alkaneet, lääkeaine tappaa sairauden. Silloin pennun immuunijärjestelmällä on oikeasti hommia – palauttaa organismi tasapainoon ja 'siivota'. Tämä puhdistuminen voi viedä jonkin aikaa, ja siksi odotamme. Jos olet antanut parvonosodin ja pennulle kehittyy ripuli muutaman päivän kuluttua, kyseessä on todennäköisesti paranemisreaktio, etenkin jos pentu käyttäytyy muuten normaalisti. Siinä tapauksessa voit odottaa jopa kauemmin kuin viikon, kunnes ripuli menee ohi. Pidä mielessä, että pennuille voi kehittyä ripuli myös siksi, että niiden ruoka ja ympäristö ovat muuttuneet, joten sillä ei ehkä ole mitään tekemistä lääkeaineen kanssa. Mutta minä odottaisin silti siihen saakka, että pentu on päässyt jälleen tasapainoon, ellei tilanne ole kiireellinen (kuten että se olisi haistellut juuri rokotetun pennun pyllyä – mikä saisi minut hermostumaan).

Joten ensimmäisen kuukauden aikana, kun aloitat ohjelman, annat parvonosodia yhden annoksen ensimmäisellä viikolla ja yhden annoksen penikkatautinosodia toisella viikolla. Siinä kaikki.

Seuraavassa kuussa tai kolme viikkoa edellisen annoksen jälkeen annat parvonosodin: kaksi annosta (200C ja 1M) päivän välein. Sitten odotat viikon, kuten edelliselläkin kerralla, ja sitten jatkat penikkatautinosodilla: kaksi annosta (200c ja 1M) päivän välein. Tässä kaikki mitä teet toisessa kuussa.

Kolmas kuukausi: anna kolme annosta parvonosodia (200C, 1M ja 10M) kolmena peräkkäisenä päivänä.

Neljäs kuukausi: anna 3 annosta penikkatautinosodia (200C, 1M ja 10M) kolmena peräkkäisenä päivänä.

Kaikkina seuraavina kuukausina anna jokaista nosodia samalla tavalla: rabiesta, bordetellaa, tarttuvaa maksatulehdusta ja leptospiroosia. Nosodien järjestys riippuu sinusta. Ja jos kysyt koronanosodista, minun täytyy varmaan tulla läimäyttämään sinua! Vitseistä viis, tämä on siis pentujen perusohjelma. Jos pentu oli kahden kuukauden ikäinen, kun toit sen kotiin, se olisi yhdeksän tai kymmenen kuukautta siihen mennessä, kun päätät ohjelman, ja niin sanotusti selvillä vesillä. Jos haluat, voit aloittaa koko homman alusta, aloittaen kolmannen kuukauden suosituksesta, ja siihen menisi kuusi kuukautta, jolloin pentusi olisi noin 15 tai 16 kuukautta vanha ja todellakin täysin selvillä vesillä.

Mitä seuraavaksi? Mitä tehdä aikuisen koiran kanssa? Voit valita kolmesta vaihtoehdosta:

1. Anna nosodia *ainoastaan* tarvittaessa. Esimerkiksi jos koirasi täytyisi olla hoidossa kennelissä, antaisit sille bordetellanosodia suojellaksesi sitä kennelyskältä. Jos veisit koirasi metsään, voisit antaa sille penikkatauti- ja rabiesnosodia sen varalta, että se kohtaa villieläimiä; jos sille tulisi pistohaava, antaisit tetanusnosodia, jne.

2. Käy kuuden kuukauden ohjelma läpi joka vuosi tai joka toinen vuosi. Silti parvonosodin antamisessa aikuiselle koiralle tai bordetellanosodin antamisessa maaseudulla asuvalle koiralle ei ole paljon järkeä!

3. Anna koirasi tarvitsemat nosodit yhtenä annoksena. Käytännössä tämä tarkoittaa, että kerran vuodessa (tai tarvittaessa) laitat jokaista nosodia tipan sen vesikulhoon, tai ruoan päälle. Käytä 200C-potenssia.

Ehkä ihmettelet, miksi on välttämätöntä antaa 10M-potenssia, jos 200C voi niin helposti ehkäistä luonnollista sairautta. Mitä korkeampi potenssi on kyseessä, sitä enemmän poistetaan alttius tietylle sairaudelle, ja tämä kaikki liittyy aikaisempien sukupolvien painolastiin. Minä uskon, että koirasta tulee vahvempi, terveempi, vastustuskykyisempi ja vähemmän altis perinnöllisille heikkouksille, kun käytämme korkeampia potensseja. Paranemisreaktion mahdollisuus on myös korkeampi, etenkin aikaisemmin rokotetuissa koirissa, mutta muistathan – parempi ulos kuin sisään. Organismi ei koskaan luo itselleen suurempaa paranemisreaktiota kuin minkä se kestää.

Seuraavalta sivulta löydät aikataulun kuuden ja kahdeksan kuukauden ohjelmille.

Tätä ohjelmaa voit käyttää alle neljän kuukauden ikäiselle pennulle.

Ensimmäinen kuukausi tarkoittaa kuukautta, jona aloitat ohjelman.

Ensimmäinen kuukausi:

- 1. viikko: parvonosodi 200C, yksi annos
- 2. viikko: penikkatautinosodi 200C, yksi annos

Toinen kuukausi:

- 1. viikko: parvonosodi 200 C, 1M, yksi annos kutakin peräkkäisinä päivinä
- 2. viikko: penikkatautinosodi 200C, 1M, yksi annos kutakin peräkkäisinä päivinä

Kolmas kuukausi:

- parvonosodi 200C, 1M, 10M, kolmena peräkkäisenä päivänä

Neljäs kuukausi:

- penikkatautinosodi 200C, 1M, 10M, kolmena peräkkäisenä päivänä

Viides kuukausi:

- rabiesnosodi 200C, 1M, 10M, kolmena peräkkäisenä päivänä

Kuudes kuukausi:

- bordetellanosodi 200C, 1M, 10M, kolmena peräkkäisenä päivänä

Seitsemäs kuukausi:

- koirien tarttuva maksatulehdusnosodi 200C, 1M, 10M, kolmena peräkkäisenä päivänä

Kahdeksas kuukausi:

- leptospiroosinosodi 200C, 1M, 10M, kolmena peräkkäisenä päivänä

Tätä ohjelmaa käytetään pennuille, jotka ovat neljä kuukautta vanhoja tai yli, sekä aikuisille koirille.

Ensimmäinen kuukausi:

- parvonosodi 200C, 1M, 10M, kolmena peräkkäisenä päivänä

Toinen kuukausi:

- penikkatautinosodi 200C, 1M, 10M, kolmena peräkkäisenä päivänä

Kolmas kuukausi:

- rabiesnosodi 200C, 1M, 10M, kolmena peräkkäisenä päivänä

Neljäs kuukausi:

- bordetellanosodi 200C, 1M, 10M, kolmena peräkkäisenä päivänä

Viides kuukausi:

- koirien tarttuva maksatulehdusnosodi 200C, 1M, 10M, kolmena peräkkäisenä päivänä

Kuudes kuukausi:

- leptospiroosinosodi 200C, 1M, 10M, kolmena peräkkäisenä päivänä

Usein kysyttyjä kysymyksiä

K: *Pitääkö minun noudattaa aikataulussa annettua järjestystä täsmällisesti?*

V: Ei. Aloita siitä taudista, jonka tartunnan koirasi todennäköisimmin saa. Parvo, penikkatauti ja rabies ovat listalla ensimmäisinä, koska ne voivat oikeasti tappaa koiran, mutta järjestys ei siis ole kiveen kirjoitettu.

K: *Mitä voin tehdä, jos olen huolissani siitä, että kestää liian kauan kattaa kaikki taudit?*

V: Aloita antamalla kaikkia nosodeja potenssissa 200C, joko samalla kertaa tai muutamien päivien tai viikkojen välein, ja sitten seuraavassa kuussa jatka ohjelmaa ehdotuksen mukaisesti.

K: *Voinko noudattaa tätä ohjelmaa, jos koirani on aikaisemmin rokotettu?*

V: Kyllä voit. Olisi vielä parempi, jos työskentelisit yhteistyössä koulutetun homeopaatin kanssa aikaisempien rokotusvaurioiden poistamiseksi. Jokainen rokotettu koira on sairas, näkyi se ulospäin tai ei.

K: *Mille koirille kehittyy todennäköisimmin paranemisreaktioita?*

V: Takuulla aikaisemmin rokotetuille koirille. Saadessaan nosodin koiran organismi saattaa yrittää päästä eroon rokotusmyrkyistä. Se ei ole huono asia. Jos paranemisreaktio kuitenkin on mielestäsi epämiellyttävän voimakas, ota yhteyttä koulutettuun homeopaattiin. Ja muista, että sitä kutsutaan syystä 'paranemisreaktioksi' – ei 'tappamisreaktioksi' tai 'sairastumisreaktioksi'.

K: *Millaisia oireita voin odottaa näkeväni paranemisreaktion aikana?*

V: Useimmiten eritteitä tuottavia oireita, löysiä ulosteita, mahdollisesti oksentelua, ehkä lievää kuumetta. Jotkin koirat voivat muuttua letargisiksi päiväksi tai niille voi kehittyä ihottumaa. Muistahan, että näkyvät paranemisreaktiot eivät ole kovin yleisiä, ja joka tapauksessa ne eivät ole haitallisia. Älä tukahduta oireita!

K: *Kuinka voin erottaa paranemisreaktion siitä, että koirani on todella sairastunut?*

V: Jos olet huolissasi, ota yhteyttä koulutettuun homeopaattiin. Nämä ovat paranemisreaktion merkkejä: ne alkavat muutaman päivän tai parin viikon sisällä lääkeaineiden antamisesta, koira vaikuttaa normaalilta fyysisistä oireista huolimatta, katse on valpas, oireet siirtyvät poispäin sisäelimistä, liikkuvat edestä taakse sekä sisältä iholle päin.

K. *Mitä minun tulisi tehdä paranemisreaktion aikana?*

V: Ei mitään. Lievät reaktiot ratkeavat itsestään ilman, että sinun täytyy olla huolissasi. Jos sinusta tuntuu, että koirallasi on epämukavaa tai jos olet huolissasi, ota yhteyttä holistiseen eläinlääkäriin. Älä tukahduta paranemisreaktiota – se on ainoa sääntö. Älä anna lääkkeitä lopettaaksesi ripulin tai kiirehdi läästimään kortisonivoidetta ihottumaan. Älä tee niin! En voi korostaa tätä tarpeeksi. Paranemisreaktioita voidaan helpottaa homeopaattisilla lääkeaineilla ja tietyillä kuureilla, mutta pysy erossa lääkkeistä. Toivon mukaan sinulla on tarpeeksi tervettä järkeä viedä koirasi eläinlääkäripäivystykseen, jos sille kehittyy akuutti, henkeä uhkaava sairaustila. Jos esimerkiksi koirasi jää auton alle pari päivää homeopaattisten lääkeaineiden antamisen jälkeen, kyseessä ei ole paranemisreaktio!

K: *Pitääkö annokset antaa peräkkäisinä päivinä? Mitä jos unohdan annoksen?*

V: Se on yksinkertaisesti tavallisin tapa antaa useita annoksia lääkeainetta. Ne voidaan antaa myös joka toinen tai joka kolmas päivä, ei siitä ole haittaa. Itse asiassa hitaampi annostelu voi olla parempi, jos pelkäät, että koirasi on erittäin herkkä lääkeaineille. Siispä jos unohdat jonakin päivänä antaa lääkeaineen, anna se seuraavana.

K: *Olen lukenut joistakin toisista kirjoista, että nosodeja suositellaan annettavaksi 30C-potenssissa ja paljon useammin. Miksi sinun suosituksesi ovat erilaiset?*

V: Korkeammat potenssit (joita minä suosittelen) ovat dynaamisempia, eli siksi voimakkaampia. Se ei tarkoita, että 30C-potenssi ei olisi tehokas, en vain usko, että se riittää, ja se tosiasia, että sitä on annettava useammin, todistaa tätä. Potenssien välinen ero ei ole kvantitatiivinen, vaan kvalitatiivinen. Siitä huolimatta, jos koirasi on altistunut jollekin sairaudelle ja sinulta löytyy vain 30C-potenssia oikeasta lääkeaineesta, käytä sitä!

K: *Voivatko nämä lääkeaineet vahingoittaa koiraani millään tavalla, onko niillä sivuvaikutuksia?*

V: Ehdottomasti ei!

K: *Mitä teen siinä tapauksessa, että koirani altistuu akuutisti taudille?*

V: Anna kyseistä nosodia 200C-potenssissa päivittäin altistumisen ajan tai viitenä päivänä altistumisen jälkeen, ja sitten kerran viikossa kolmen viikon ajan. Sillä ongelman pitäisi hoitua. Jätä immunisaatio-ohjelma tauolle tämän sekä muiden akuuttien vaiheiden ajaksi. Ei siksi, että siitä olisi haittaa, vaan siksi, että organismi ei kykene kunnolla vastaamaan siihen, jos se on aktiivisesti osallisena jossakin muussa. Kuvittele, että sinua lyötäisiin jatkuvasti päähän yrittäessäsi katsoa elokuvaa. Et pystyisi kiinnittämään elokuvaan kunnollista huomiota, ethän? Paranemiseen tarvitaan lääkeaineen vaikutus sekä organismin reaktio siihen – menestymiseen tarvitaan molemmat.

K: *Voinko antaa lääkeaineita tiineelle nartulle?*

V: Kyllä. Mutta älä tee sitä vain tekemisen vuoksi. Sen elimistöllä on jo tarpeeksi tekemistä. Tiineyden aikana on parempi ratkaista asiat, jotka tarvitsevat ratkaisemista, mutta jättää sellaiset asiat rauhaan, joita ei ole tarpeen sekoittaa.

K: *Voinko antaa lääkeaineita vastasyntyneelle tai emän maitoa imevälle pennulle?*

V: Kyllä voit.

K: *Voinko antaa pennulle enemmän kuin yhtä nosodia kerrallaan aluksi ja jatkaa myöhemmin muilla protokollan lääkeaineilla?*

V: Kyllä. Minun mielestäni se on vähän ylivarovaista, mutta jos sinua huolettaa odottaa antaaksesi tiettyjä nosodeja, anna niitä kaikin mokomin. Et aiheuta vahinkoa.

Tapausesimerkkejä

Olen miettinyt tämän luvun tarpeellisuutta, koska useimmat tapaukset menevät näin: eläimelle annettiin nosodia eikä sille kehittynyt tautia. Siinä ei ole paljon materiaalia kirjoittamiseen, eihän? Siispä olen valinnut kaksi esimerkkiä, joihin todella liittyy tauti, mutta valitettavasti kumpikaan ei kerro koirista. Nämä tapaukset kuitenkin havainnollistavat dynaamisten lääkeaineiden tehoa.

Ensimmäinen esimerkki liittyy orvoksi jääneisiin pesukarhupentuihin. Kun tapasin ensi kertaa T.J.:n, luonnonvaraisten eläinten pelastajan, se johtui pahasti loukkaantuneesta varsasta. Auttaessamme tuota varsaa opin samalla luonnonvaraisten eläinten kuntouttamisesta. Tuo vuosi oli tuhoisa hänen hoitamilleen pesukarhupennuille, koska ne kuolivat penikkatautiin. Kaikki alkoi siitä, että T.J. löysi kuolleita aikuisia pesukarhuja tontiltaan. Hän tiesi, ettei se ollut sattumaa. Sairailla eläimillä on tapana palata paikkaan, jossa niistä on pidetty huolta, ja nuo olivat todennäköisimmin sellaisia pesukarhuja, joita hän oli joskus kasvattanut aikuisiksi ja päästänyt luontoon. Penikkatauti tuhosi luonnonvaraisia populaatioita, eikä orvoksi jääneillä pennuilla ollut vastustuskykyä sitä vastaan.

Tarjouduin auttamaan ja tarjosin hänelle nosodia kaikille uusille pennuille. Seuraavana vuonna hänen luokseen tuli kymmeniä uusia kallisarvoisia pentuja, ja niin tuli penikkatautikin. T.J. löysi jälleen kuolleita pesukarhuja tontiltaan, mutta tällä kertaa pennuille annettiin Distemperinumia (penikkatautinosodia). Yksikään ei sairastunut! Nykyään hän antaa nosodia joka vuosi, eikä ole tavattu enää yhtään sairaustapausta. Ehdotin myös, että tontille asetettaisiin ympäriinsä nosodia sisältäviä vesisankoja, jotta villit pesukarhut voisivat immunisoida itsensä.

Toinen tapausesimerkki liittyy latokissoihin ja kissaruttoon. Näky oli kaamea. Ladossa käveli monia sairaita kissoja. Ne olivat niin laihoja, että niiden luut näkyivät. Niiden silmät olivat liimautuneet kiinni ja lähes tuhoutuneet rupisen keltaisen eritteen takia. Monet kissat olivat saaneet oireita, mutta eivät kaikki, koska muutamat näyttivät todella terveiltä. Noille kissoille oli selvästi kehittynyt itsestään immuniteetti.

Kaikkein sydäntä raastavinta oli nähdä sairastunut emokissa, jolla oli kaksi pentua. Toinen pennuista oli jo kuollut, toinen tuskin hengissä. Se hengitti pinnallisesti, sen silmät olivat täysin ummessa ja sokeat. Näytti siltä, ettei sillä ollut koskaan ollut edes tilaisuutta avata niitä. Omistaja kertoi minulle, että virus säilyi hengissä vuosien ajan ja ettei mikään koskaan kunnolla tuhonnut sitä. Rokotteetkaan eivät toimineet, kissanpennut syntyivät sairaina.

Kissanpentujen kohdalla oli liian myöhäistä, mutta ehkä pystyisin auttamaan aikuisia kissoja, joten toin hänelle kissaruttonosodia ja muutamia muita lääkeaineita, koska sairaus oli täysin manifestoitunut, ja sen parantamiseen tarvittiin myös muita lääkeaineita. Pyysin omistajaa laittamaan tippoja veteen ja tarjoamaan kissoille myös toisen vesikupin. Halusin kissojen saavan valita, ottavatko ne lääkeaineita vai eivät. Epäilin, että lääkeaineita sisältävä vesi ei vetäisi terveitä kissoja puoleensa.

Useita päiviä myöhemmin palasin paikalle ja kävelin latoon, jossa näin kissanpennun leikkimässä. Siispä oli ollut kolmaskin kissanpentu, joka ei ollut sairastunut! Omistaja käveli sisään perässäni ja sanoi jotakin siitä, kuinka nopeasti pentu parani. Mikä pentu? Olin ymmälläni. Kävi ilmi, että leikkisä pentu oli sama, joka oli ollut lähes kuollut vain päiviä aikaisemmin. Tiedän, että nämä lääkeaineet toimivat, mutta tuo oli jopa minulle yllätys! Kysyin, oliko pentu sokea, koska mielestäni ei voinut olla mahdollista, että se ei olisi ollut sokea. Omistaja otti sen syliinsä ja alkoi liikuttaa sormeaan sen naaman edessä. Pentu katsoi sormea kauniilla, puhtailla sinisillä silmillään ja läimäytti sitten sormea tassullaan. Se näki aivan mainiosti.

Omistaja kertoi minulle, kuinka hän oli aikaisemmin täyttänyt kissojen vesiastian vain kerran päivässä, ennen kuin annoin hänelle lääkeaineet. Se on normaalia, koska kissat eivät juo paljon vettä. Mutta kun hän oli täyttänyt ylimääräisen vesikupin lääkeaineita sisältävällä vedellä, hänen piti täyttää se neljä kertaa päivässä. Sairaat kissat eivät saaneet siitä tarpeekseen, kun taas terveet eivät koskaan tulleet sen lähelle. Mitä voin sanoa? Eläimet tietävät itse.

Tästä viimeisestä kertomuksesta saat vahvistuksen tri Hahnemannin sanoille, että todellinen ennaltaehkäisevä lääkeaine on myös parannuskeino.

Historiallisia esimerkkejä

Tämän turvallisen ja tehokkaan immunisaatiotavan vastustajat ovat yleensä taloudellisesti riippuvaisia rokotusohjelmien säilyttämisestä. He eivät koskaan tarjoudu osallistumaan tieteelliseen väittelyyn, jota he eivät pysty voittamaan, mutta väittävät usein, että homeopaattista immunisaatiota ei ole todistettu tehokkaaksi. Vain jos jätetään huomiotta 250 vuotta historiaa! Useimmat tässä kerrotut esimerkit on aikaisemmin julkaistu tri Goldenin kirjassa *Vaccination & Homeoprophylaxis, A Review of Risks and Alternatives:*

- Tri Hahnemann on sekä hoitanut että ennaltaehkäissyt tehokkaasti tulirokkoa, kuten hän on kertonut artikkelissaan *"Cure and Prevention of Scarlet Fever"* vuodelta 1801.

- Aasialaista koleraa on ehkäisty ja hoidettu homeopatialla jo Hahnemannin ajoista lähtien, ja sen kuolleisuus on jäänyt vain 3 %:iin virallisten tilastojen mukaan.

- Vuonna 1813 tri Hahnemann hoiti 183 pilkkukuumepotilasta, joita pidettiin parantumattomina, ja paransi heidät kaikki.

- USA:ssa vallinneen espanjantautiepidemian aikana kuolleisuusluku oli 30 % niillä, joita hoidettiin allopaattisesti, ja vain 1 % niillä, joita hoidettiin homeopaattisesti.

- 1900-luvun alussa Iowassa riehui isorokkoepidemia. Tri Eaton neuvoi eräitä lääkäreitä pitämään kirjaa potilaista, jotka he immunisoivat Variolinumilla (isorokkonosodi, ei rokote). Hän vaati heitä vähättelemään tuloksiaan liioittelun sijaan, ja hän jätti vielä omat tuloksensa pois lopullisesta raportista, jonka hän myöhemmin luki American Institute of Homeopathyn edessä. Tilastot olivat seuraavanlaiset: 2806 henkilöä immunisoitiin Variolinumilla, 547 heistä altistui varmasti taudille, ja vain 14:lle kehittyi tauti. Teho oli siis 97.5 prosenttia! Jopa Iowan korkein oikeus julisti, että tämä oli todellista homeopaattista rokottamista, vaikkakin 'immunisaatio' olisi ollut parempi sana.

- Tri Castro ja tri Nogueira dokumentoivat meningiittinosodin käyttöä Brasiliassa epidemian aikana. Dokumentaation mukaan 18,000 lapselle annettiin nosodi, ja heistä vain 4:lle kehittyi sairaus. He seurasivat myös 6,340 lapsen ryhmää, joille ei annettu nosodia, ja heistä 10:lle kehittyi tauti.

- Tri Allen on sanonut, että 25 vuoden aikana, kun hän on käyttänyt kurkkumätänosodia, hän ei ole koskaan nähnyt toista tapausta samassa perheessä. Hän kehotti kaikkia lääkäreitä testaamaan sitä itse ja julkaisemaan epäonnistumiset. Yhtäkään epäonnistumista ei ole julkaistu. Kurkkumätänosodia on myös käytetty menestyksekkäästi Lontoon homeopaattisessa sairaalassa suojaamaan sekä potilaita että henkilökuntaa.

- Kuubassa puhkeaa vuosittain leptospiroosiepidemia trooppisten tulvien takia. Vuonna 2007 95 %:lle altistuneesta väestöstä (2.4 miljoonaa ihmistä) annettiin leptospiroosinosodi ennaltaehkäisevästi. Tavallisesti tapauksia on useita tuhansia, mutta nosodin käytön seurauksena tapauksia raportoitiin vain 10.

- Viimeisen 20 vuoden ajan tri Isaac Golden Australiasta on tarjonnut systemaattista homeopaattista immunisaatiota vauvoille ja lapsille. Hän harjoittaa seurantaa, ja onnistumisprosentti on yli 90 %.

- Useat homeopaatit ja klinikat tarjoavat ilmaista suun kautta annettavaa influenssaimmunisaatiota vuosittain, ja heidän tilastojensa mukaan teho on jatkuvasti 98 – 100 %. Vertaa sitä tavalliseen influenssarokotteeseen, joka ei ole kovin tehokas ja jonka takia useat ihmiset ovat joutuneet sairaalaan vakavien hengitystiesairauksien, influenssan ja keuhkokuumeen takia. Monet ovat jopa kuolleet siihen. Valtaapitävät yrittävät tietysti aina mitätöidä nuo tosiasiat, mutta uhrien perheet tietävät totuuden.

- Olen tarjonnut nosodeja tautien ennaltaehkäisyyn koirille, kissoille, hevosille sekä villieläimille, enkä ole vielä kertaakaan nähnyt sen epäonnistuvan. Ja kun nyt puhumme epäonnistumisesta, mikä on pahinta, mitä voisi tapahtua? Vastaus on yksinkertainen – eläimelle kehittyisi luonnollinen sairaus. Ensinnäkin, se olisi totta kai lievempi kuin ilman nosodia. Toiseksi, jokainen sairaus voidaan hoitaa! Ei tapahtuisi yhtäkkisiä kuolemia, kuten voi tapahtua (ja tapahtuukin) tavallisten rokotusten kanssa.

Tämä lista edustaa vain muutamia esimerkkejä eikä ole missään nimessä kattava. Asian ydin on, että on olemassa satoja ja vielä satoja esimerkkejä tämän hellävaraisen ja turvallisen ennaltaehkäisymenetelmän menestyksekkäästä käytöstä kahden ja puolen vuosisadan ajalta.

Lisätietoja

Nyt sinun tarvitsee enää koota oma pikku lääkevarastosi. Suomessa homeopaattisia lääkeaineita myyvät luontaistuotekaupat sekä muutamat apteekit. Circlum Farmasiasta voit tiedustella paikan päällä valmistettavia nosodeja. Homeopaattisia lääkeaineita voi ostaa myös muissa EU:n maissa sijaitsevista homeopaattisista apteekeista. Suomeen homeopaattisia lääkeaineita saa tuoda EU:n sisältä omaan käyttöön kolmen kuukauden käyttöä vastaavan määrän. EU:n ulkopuolelta niitä ei saa tilata, koska silloin katsotaan kyseessä olevan lääkeainerikoksen. (Suom. huom.)

Jos olet kiinnostunut kirjailijan muista kirjoista, katso:

www.amazon.com/author/aleks

Jos sinulla on kysyttävää eläinten terveydestä tai hoidosta, katso:

www.shininghealth.net

Jos haluat tietoa järjestettävistä koulutuksista, katso:

www.health4animals.com

Jos olet kiinnostunut kirjan suomentajan palveluista, kirjoista tai kursseista, katso:

https://annamultanen.wixsite.com/elain